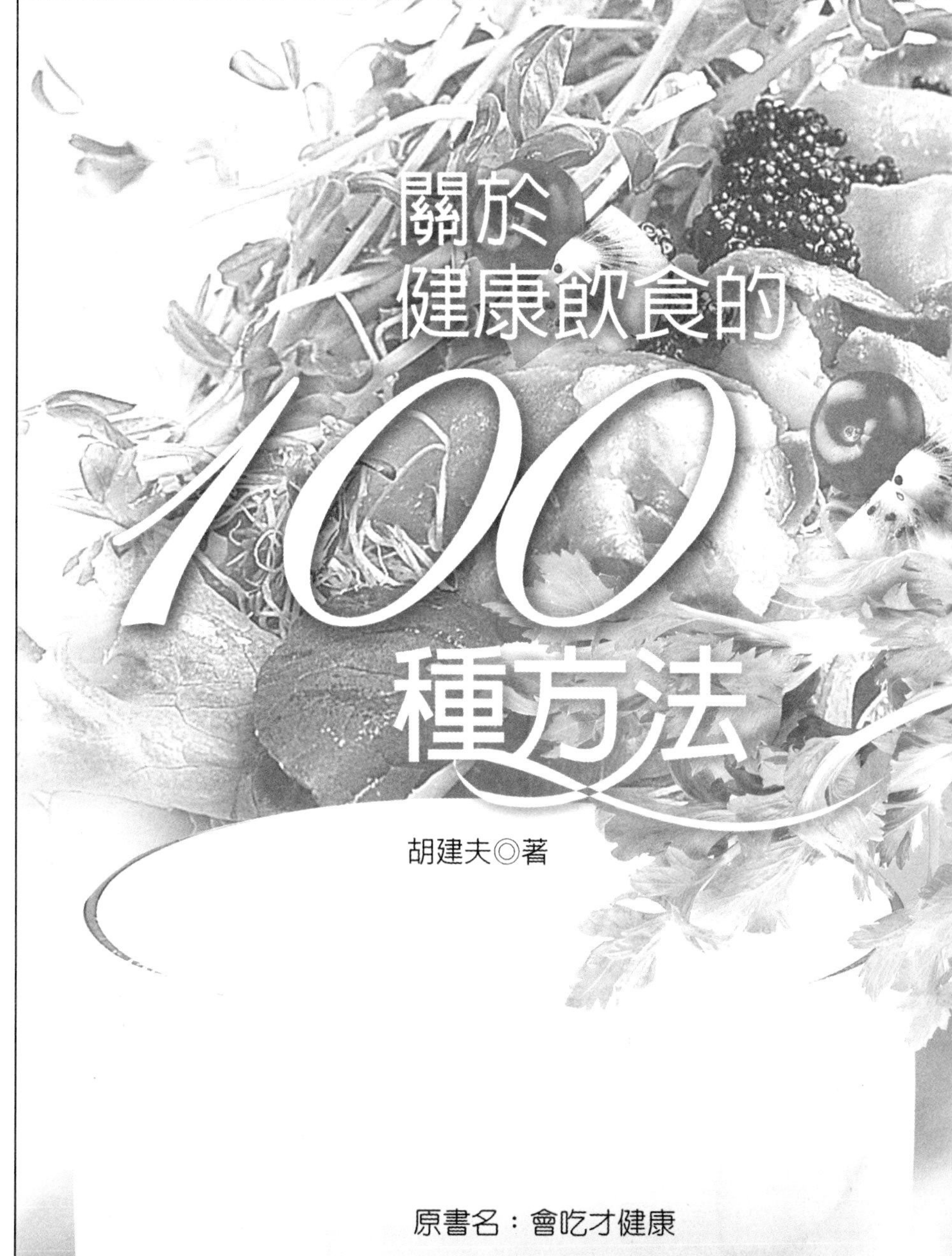

關於健康飲食的100種方法

胡建夫◎著

原書名：會吃才健康

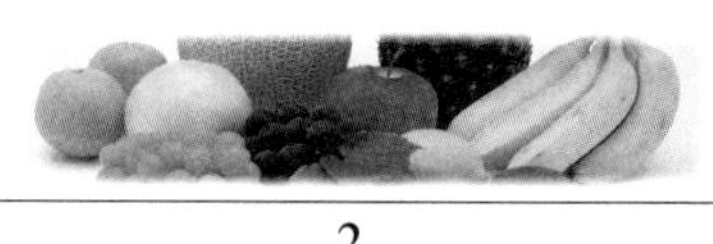

從飲食看健康

因爲科技文明的進步，人類生活隨之改善，但在物質充裕，生活品質不斷提升的同時，也出現了許多「文明病」；它的發生，往往與現今人們飲食型態有密不可分的關係。

因此，「如何使身體健康」成爲現代人最關心的課題之一。醫療技術雖不斷日新月異，但畢竟只是治標，爲問題發生後的彌補之道。我們若要避免病痛的發生，最根本的、方式，便是回歸本源，從飲食的型態著手，改善錯誤的飲食方式，追求健康、正確的飲食。

再者，回歸飲食的自然療法，不只有「避免」某些病症發生的消極作用，它進而更具有「療效」的積極意義；並且，「食療」還有許多「醫療」所沒有的優點，它能提供人體機能所需的營養成分，改善病症，且避免服藥所帶來的副作用。

對於調整生理機能，改善病症，食療有其不可忽視的功效；對於積極「回歸自然」的現代人，它絕對是有必要了解的一門課題。

人們對自己的健康縱然關心，但對其認識卻未必正確。有些食物，我們會一直認為它對健康有益，但是實際上卻非如此，甚至會因食用不當，而帶來反效果；因此在這門課題中，最重要的莫過於了解正確的食用方法，避免觸犯禁忌，及糾正許多傳統似是而非的謬誤。

本書細選了一百則飲食療法，其中所解說的，都與我們日常飲食概念息息相關；對於傳統積非成是的說法，都一一加以糾正，並提供讀者正確的飲食觀念及療法。讀者可以依個人或家庭所需來選擇烹調、飲食的方法，藉此達到營養均衡、確保健康的目的。

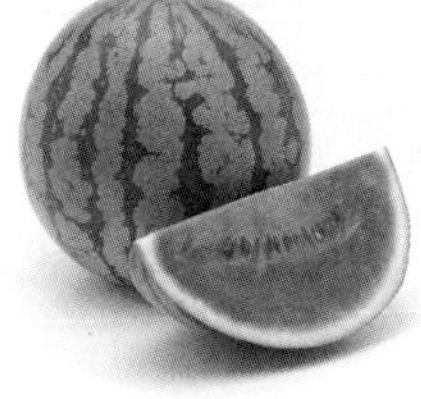

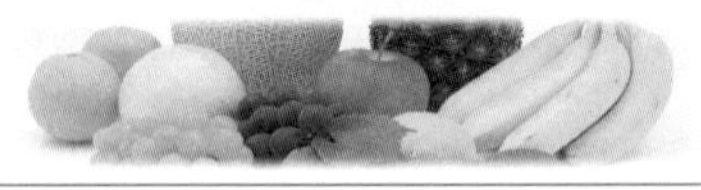

目錄

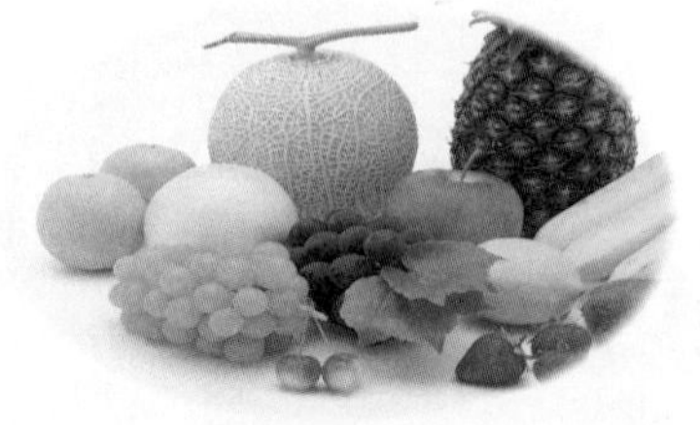

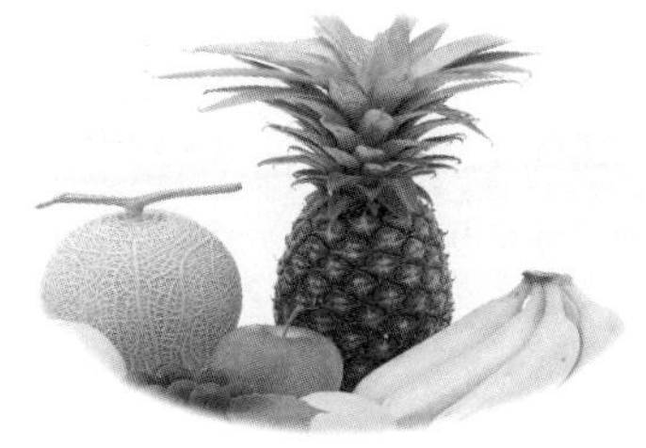

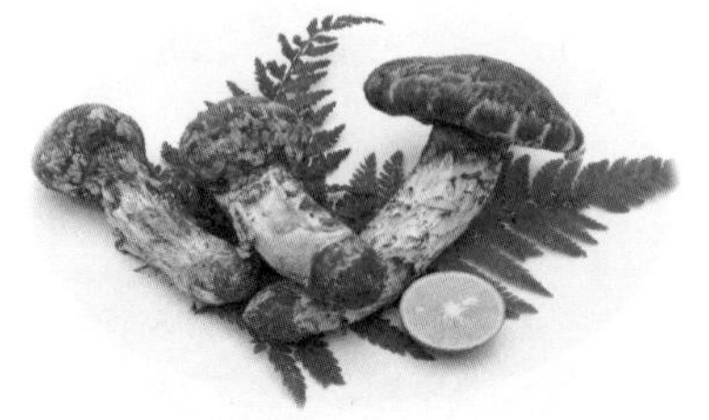

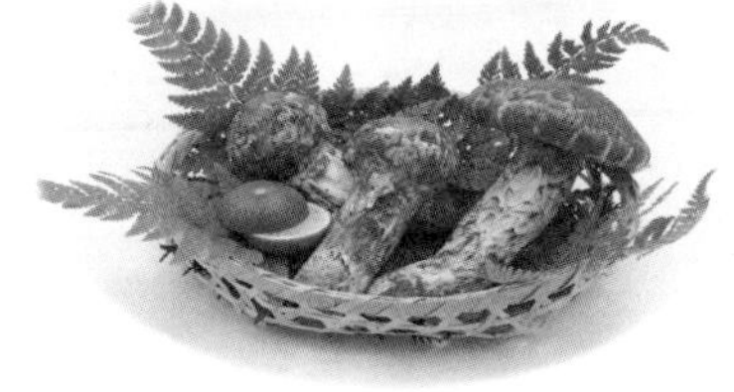

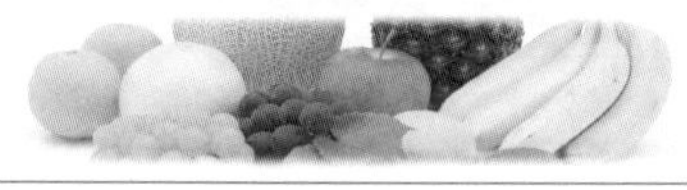

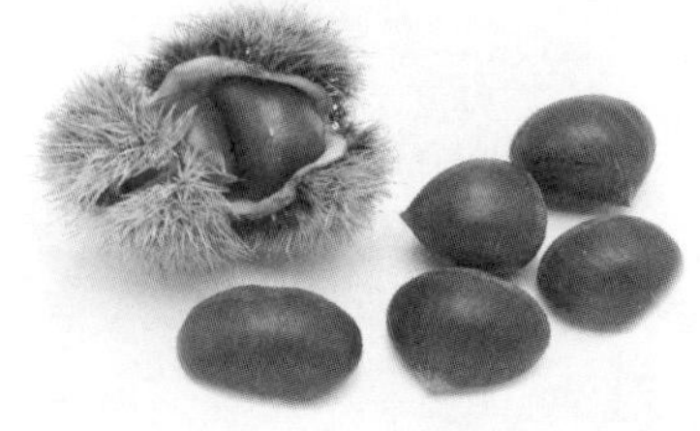

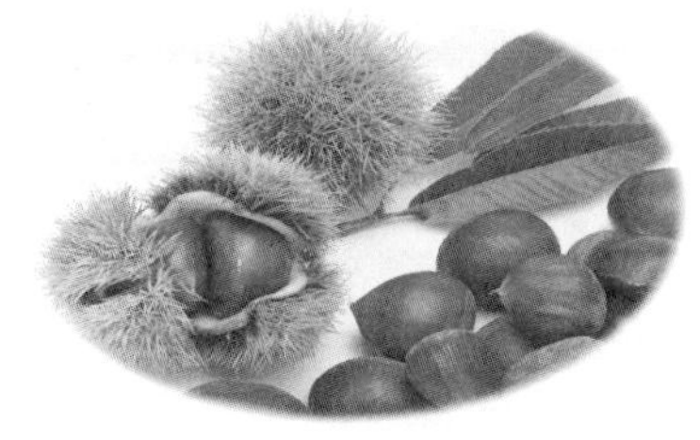

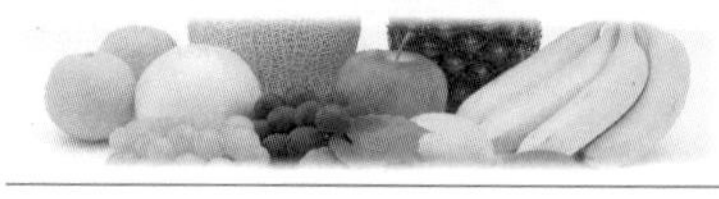

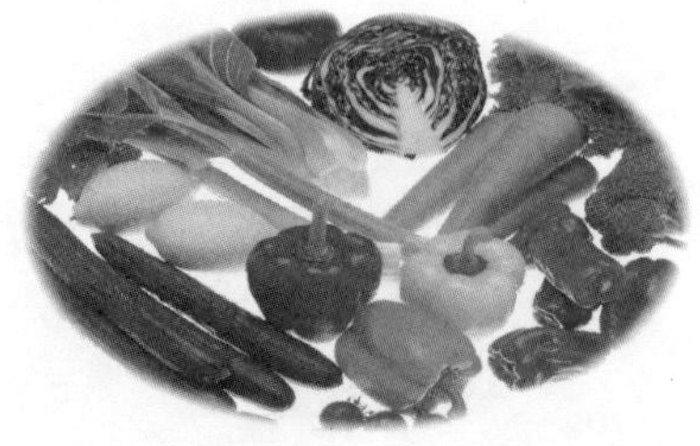

嬰兒不宜食用香蕉？

我的孩子已經斷奶，我想要為他增加一些有營養的副食品，於是買了些香蕉，想說這是一種營養又實惠的食物。不料婆婆卻反對我讓寶寶食用香蕉，原因是香蕉是一種有助於排洩的食品，而寶寶的腸胃發育尚不健全，吃香蕉容易導致寶寶腹瀉。請問嬰兒眞的因爲腸胃發育尚未健全而不能吃香蕉嗎？

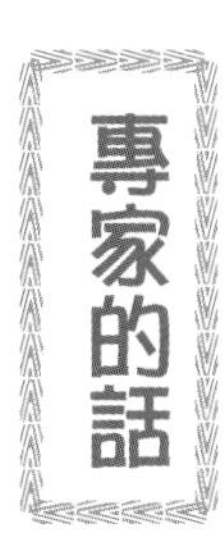

其實這位母親還有您的婆婆是多慮了。這是矯枉過正所產生的謬誤，香蕉不但是易於消化的食物，更有助於您寶寶腸胃的蠕動；除此之外，它還是一種營養價值很高的水果咧！

香蕉的卡路里含量相當的高，每一百五十公克的香蕉中，即含有一百二十八卡的熱量。而且，香蕉是所有的水果之中，維生素含量最豐富的。它含有維生素A、維生素

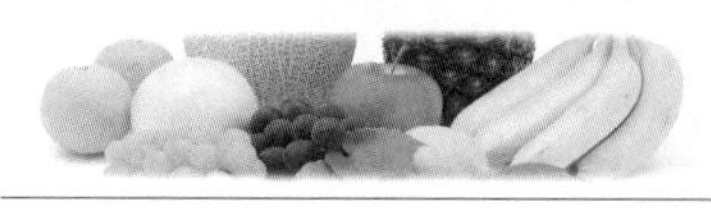

B_1、B_2及維生素C。它的高熱量，能提供您的寶寶活動能量所需；而豐富的維生素，可以供給他在成長過程中所需要的營養成分。因此，香蕉不但有助消化的功效，更可以當作主食加以食用。

至於您婆婆所認爲的會引起腹瀉症狀，事實上，那是因爲感染「小兒赤痢」所致，並非因爲食用香蕉而引起。所以，您盡可以放心的給寶寶食用香蕉。

☆香蕉特別有助消化，且營養價值高，特別適合斷乳期的嬰兒食用；台灣香蕉產量豐盛，無論是從經濟價值或營養價值考量，它都是母親們在為寶寶選擇食品時經濟又實惠的天然美食。

檸檬含有最多的維生素C？

我的女兒正値花樣年華的青少女時期，愛漂亮的她聽朋友說，想多吸收維生素C，就得時常吃檸檬。因爲在檸檬中含有最多的維生素C；於是女兒時常皺著眉頭喝下那又酸又苦的檸檬汁。難道要攝取維生素C，檸檬是唯一的選擇嗎？其他的水果中，維生素C的含量如何呢？只有檸檬中含量最多嗎？

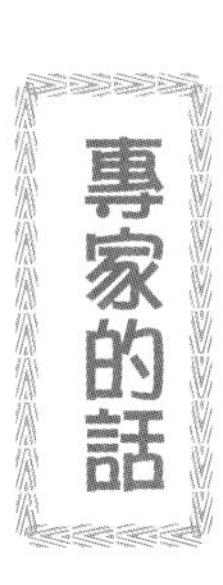

其實，有許多的人就如您女兒及她的朋友一樣，認爲水果中維生素C含量最豐的應是檸檬；並且，我們在市面上所販售的維生素C的藥錠外包裝上，常會看到以下的文字——一粒檸檬維生素C的含量。這導致了許多人誤以爲檸檬是水果中維生素C的含量之冠；於是在檸檬與維生素C之間畫上了等號。但事實並不然，那麼到底是哪種水果的維生素C含量最豐呢？我們可以由以下的幾項數據中得知答案：

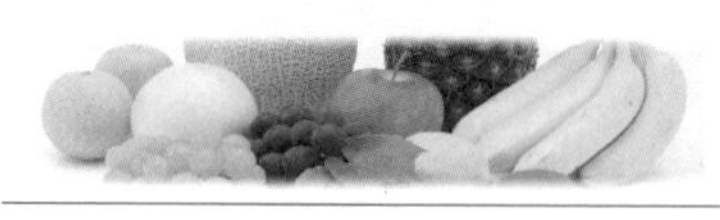

檸檬：每一百公克中，含有二十五毫克的維生素C。

木瓜：每一百公克的木瓜中，含有五十毫克的維生素C。

芭樂：每一百公克的芭樂中，含有一百八十毫克的維生素C。

草莓：每一百公克的草莓中，含有一百八十毫克的維生素C。

金桔的皮：每一百公克的金桔的皮中，含有二百毫克的維生素C。

由以上的數據可知，檸檬並非含有最多的維生素C，而同樣重量的木瓜，含量就爲檸檬的一倍，同樣重量的芭樂與草莓，含量高達檸檬的七倍之多。在水果之中維生素C含量居冠的，應是金桔的皮，在每一百公克中，就有二百毫克呢！

所以，當您的女兒想攝取較多維生素C，檸檬絕不是唯一的選擇。而且，每種水果都有其營養價值，若單就維生素C，草莓、芭樂都是更佳的選擇。這些水果都相當美味，選用它們，您女兒就不必皺眉頭了！

吃素食有助於長壽？

最近同事們興起了一股吃素食的風潮，並也建議我和先生加入素食的行列。同事們一致地肯定吃素食的好處，認爲在我們這種已步入中年的年紀，應特別注意油脂、膽固醇的攝取量，以預防老年時，患上高血壓、動脈硬化等症狀；他們也同聲指出，「欲長壽，吃素食！」這是眞的嗎？

專家的話

其實，您的同事的說法不無道理。但是，也可以說他們只說對了一半；完整地說，應是「正確且均衡的飲食，有助於長壽」。

有許多的醫學報告指出：攝取過多的油脂、膽固醇，易造成動脈硬化、高血壓等慢性疾病，而肉類的過度食用被認爲是這些疾病的始作俑者，基於這個理由，改以吃素食來預防，是否絕對的必要？答案卻是未必！

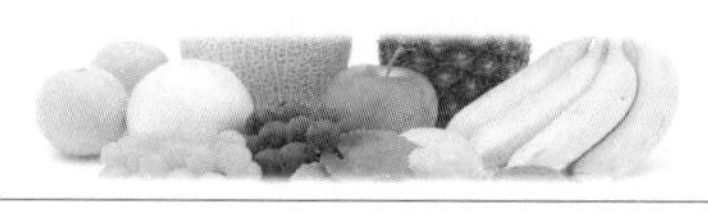

當然，食用素食是有其好處，主要是因爲它改變食物的組合及熱量，並增加纖維素的攝取。

食用素食，可以降低在食用肉類時所攝取過多的蛋白質，並增加對人體較有益的不飽和油脂，而提高纖維素的攝取量，對預防心臟血管方面的疾病相當有成效；可減少膽固醇、降低血壓及三酸甘油脂，甚至可以大幅降低大腸癌的發生。

但是，也因爲有人過於投入地加入素食行列，造成了飲食上顧此失彼，導致反效果。

一般說來，素食口味較淡，因此爲了口感，在調理的過程中，往往會放了過量的鹽及油脂；於是在不知不覺中增加了鹽分及油脂的攝取。

另外，由於素食者禁食魚、肉，所以在礦物質、鈣及鋅的攝取量上便顯不足，這樣易導致貧血及骨質疏鬆症的發生。再者，在主要熱量攝取上，多來自豆類、乳類及植物油，但許多東方人都患有「乳糖不耐症」，無法吸收乳糖，甚至引起腹瀉，導致總熱量的不足。

由此可見，正確及均衡的飲食，才是長壽之道。所以，您若是爲追求健康的身體，應從平日的飲食著手，注重營養成分均衡攝取，多或不足都是不適當的；無論是食用素食與否，都要注意各營養素的均衡，千萬不要顧此失彼，矯枉過正，這才是長壽最有效的途徑咧！

☆均衡的飲食，是長壽的不二法門；長年有吃素習慣的人，由於不吃葷食，必須注意對較缺乏營養成分採取彌補之道：比如維生素B_2，可利用牛奶或蛋來補充；多吃富含維生素C的水果，來增加對鐵的吸收力；深色蔬菜及果仁中都有豐富的鐵含量；牛奶、蔬菜則能獲得鈣量。

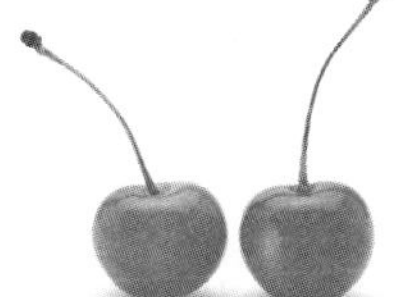

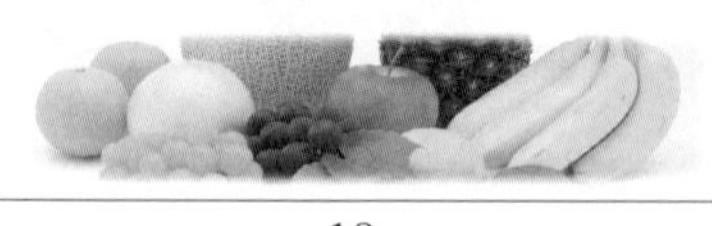

吃海帶可治高血壓？

外子今年四十八歲，身體檢查紀錄一向良好的他，今年卻出現了高血壓的症狀；除了定時服用藥物外，我對於他的飲食相當的注意。最近聽說多吃海帶，可以預防及治療高血壓，並且有許多親友在得知此一療法後，都身體力行；我是否也該讓外子多食用海帶呢？

專家的話

您所聽到的「多吃海帶可預防及治療高血壓」，是民間流傳的一種說法；海帶是否能達此功效呢？其實不然。食用過多的海帶，不但不能治療高血壓，也沒有預防的功效，而且，反而可能會導致高血壓的發生呢！

飲食導致高血壓，主要是肇因於鹽分的攝取過多。鹽的主要成分爲鈉，在海帶中，鈉的含量特別高，對於高血壓的患者來說，應當是減少其攝取量，而非應該多吃。

根據醫學報告：高血壓的發生因素主要有遺傳、鹽分攝取過多、生活過於緊張、情緒不穩定等因素。因此，正確的預防及治療高血壓的方式，應從生活習慣及正確使用藥物著手。

改變不正常的生活方式，消除心理的壓力及緊張，放鬆生活步調，減少食物中的鹽分，才能有效地控制血壓。您應該用以上正確的方式來幫助您先生控制血壓，而非聽信民間無醫學根據的傳說。

☆海帶雖然不適合高血壓的患者食用，但對愛美及無高血壓的人，倒可以經常食用。因為海帶中含有豐富的維生素A及B_2，能增加血液循環，滋潤皮膚，對孩童及女性最有幫助，是個不錯的美容食品喔！

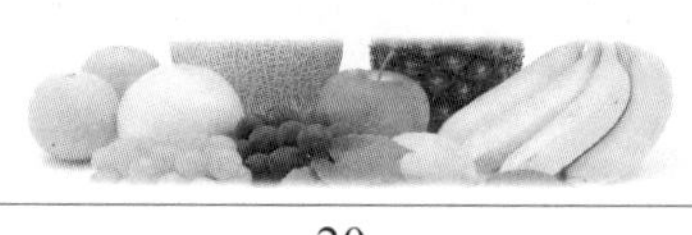

水果比蔬菜含有更多的維生素C？

我是個不太愛吃水果的大男孩，媽媽常說：不吃水果就會缺乏維生素C。是不是要補充維生素C就一定要多吃水果？難道蔬菜中沒有含維生素C？或者蔬菜中維生素C的含量太少？我該吃些什麼才能攝取足夠的維生素C？

專家的話

其實你母親希望你多吃些水果來補充維生素C，是沒有錯的。但事實上並不表示在蔬菜中沒有含維生素C，甚至在有些蔬菜中，維生素C的含量並不亞於水果中的含量，我們可以看看以下的數據：

紅辣椒：每一百公克的紅辣椒中，含有一百毫克的維生素C。

青辣椒：每一百公克的青辣椒中，含有一百毫克的維生素C。

紫蘇葉：每一百公克的紫蘇葉中，含有八十五毫克的維生素C。

番石榴：每一百公克的番石榴中，含有一百八十毫克的維生素C。

龍眼：每一百公克的龍眼中，含有五十毫克的維生素C。

葡萄：每一百公克的葡萄中，含有五毫克的維生素C。

梨子：每一百公克的梨子中，僅含有四毫克的維生素C。

由以上的數據看來，水果與蔬菜中所含的維生素C量，互見長短。其中不乏含量豐富者；而蔬菜中維生素C的含量，並不亞於水果中的含量，甚至更多！

妳的母親認爲「欲攝取維生素C，就必須多吃水果」的這個觀念相當的普遍，這是其來有自，不無道理的。

原因是蔬菜多半需要烹煮過才能食用，然而在烹煮加熱的過程中，最易破壞蔬菜中所含的維生素C，使得維生素C大量流失，以致我們無法吸收到其中豐富的含量。相反的，水果不需烹煮，所以我們不必顧慮其中維生素C含量會流失的問題。因此，欲攝取維生素C，的確應該多吃水果。

當然，水果中除了維生素C之外，仍含有相當多其他營養價值，對身體相當有益。所以，爲了均衡的攝取人體所需的營養素及纖維素，你應當接受你母親的建議，多吃水果，或食用一些可以生吃的蔬菜。

☆有些蔬菜中維生素C的含量，並不低於水果中的含量，但由於維生素C遇熱遭破壞的特性，使得水果成為人們攝取維生素C的主要來源！

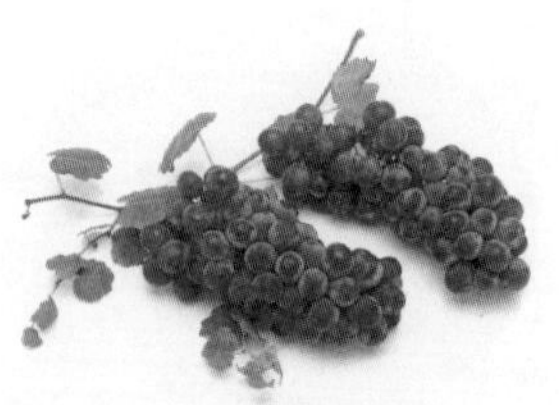

蘋果，腹瀉者止步？

最近，一位朋友因腸胃的問題，有腹瀉的症狀：，我認爲探病最適合的禮品應是蘋果。正欲購買時，姊姊就提醒我：若欲探望的病人是腹瀉患者，應改買其他的水果代替蘋果，因爲蘋果只會讓腹瀉症狀更加重。請問這在醫學上有無根據？是否是正確的觀念？

專家的話

您姊姊的這個觀念事實上是不正確的。在蘋果之中含有一種名爲「果蔬膠」的物質，根據研究發現：果蔬膠的主要功能可調整人體生理機能。就這個觀點來看，對於腸胃機能的調整，蘋果的食用增加，應有正面的效用，而非如一般觀念認爲會造成腹瀉的加劇。

輕微的腹瀉，屬腸胃問題，生理機能的調整，對其症狀何以產生幫助？因爲腸胃的

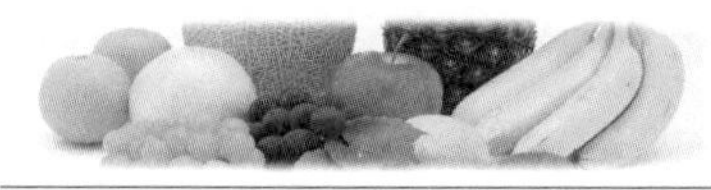

問題雖然單純，也不能脫離人體生理機能的運作；況且各個機能間又彼此相互連繫；所以在調整了生理機能之後，也能抑制腸胃的不正常活動，而止住輕度的腹瀉。

蘋果中另外還含有豐富的有機酸，有機酸的作用在刺激胃壁，增加腸子的蠕動；腸子的蠕動增加，新陳代謝的速度加快，使排洩物不至於在腸中積滯過久，造成便祕。所以，您的朋友若只是單純的腹瀉，您絕對可以放心的購買蘋果作爲探望的禮物，蘋果並不會使他的症狀更加劇，反而能調整他的生理機能，對止住腹瀉很有幫助！

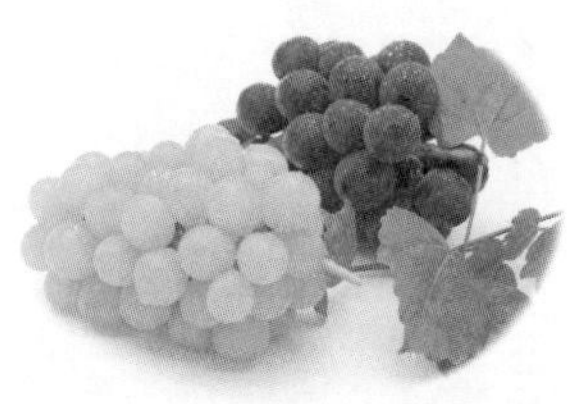

吃乾柿可防止宿醉？

因爲工作需要，我經常應酬；常爲了飲酒所引起的宿醉傷透腦筋，不僅影響隔日的工作效率，對身體也有不好的影響。我試過各種防止宿醉的秘訣偏方；最近，同事建議我在喝酒之前先吃幾個乾柿，他們說這種方法可以預防宿醉。吃乾柿是不是眞能有效地防止宿醉呢？

專家的話

您同事提供您的這個預防宿醉的方法，在某個程度上來說，有它的功效；但是究竟乾柿能不能防止宿醉，在醫學上還未獲得證明，目前並不能下斷語。

會引起您宿醉的原因，是因爲血液中的乙醛濃度過高，而大多數的人體內都缺乏能分解乙醛的酵素。

一般人所認爲能解酒或防止宿醉的東西，分析起來，其中皆含有「丹寧酸」此種物

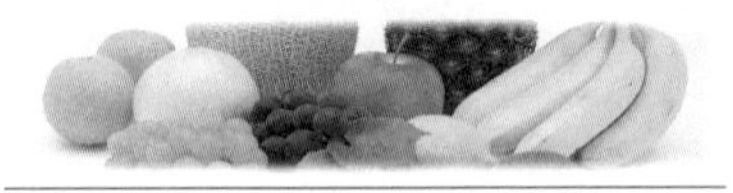

質，丹寧酸對於降低血中乙醛濃度有相當的助益。而乾柿中除了含有丹寧酸外，其所含的果膠與維生素C也可能具有相當功能，再者，乾柿又兼具利尿的功能，可藉排尿來降低血中乙醛的濃度，與丹寧酸發揮了相同的功效。

不過也有許多人發現這個妙方並不管用，試過了千奇百怪、層出不窮的偏方秘訣後，仍然有人還是不勝酒力，喝得酩酊大醉的。

☆在醫學的報告中，含丹寧酸的物質的確對防止宿醉有某種程度的功效。不過並非每個人吃了乾柿都能防止酒醉，根本之道，飲酒還是適可而止！

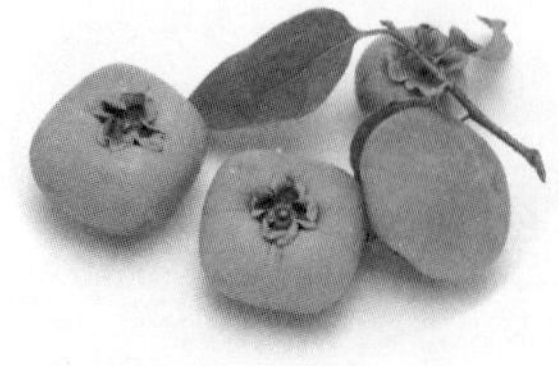

大蒜能防止疲勞？

最近，在坊間常看到這樣的宣傳：「多吃大蒜，能治療感冒，預防癌症。」也看到不少將大蒜製成膠囊的業者大大地標榜吃大蒜的好處；似乎大蒜成了「萬能藥」。甚至於有些蒜農還指出：平日常食用大蒜，可以讓你精神百倍！我是不是也該試試大蒜的神奇效力呢？

專家的話

相信有不少人都見過或聽過類似於您所說的「大蒜療法」。也因此，社會上似乎吹起了一陣「吃大蒜風」！大蒜是否眞的有如此神奇的療效？其實不然。大蒜的主要成分是維生素B_1。而維生素B_1屬於水溶性維生素，它會隨著水分被排出人體外，對於所說能消除疲勞的效果實在不大。

但是大蒜有刺激胃壁的作用，能讓食用者的胃口大開，食量大增，許多人就是因而

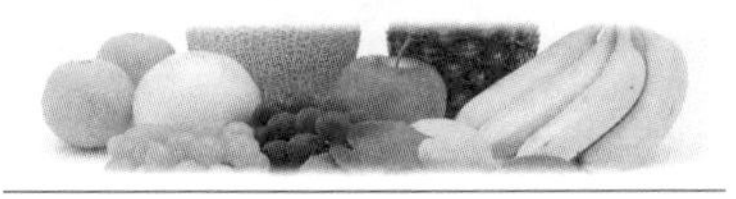

多吃了幾碗飯；而飲食的增加，體內熱量的來源也就增多，這樣的良性循環之下當然精神百倍，體力也大增！

由此可知，使人精神百倍的妙方，並非大蒜本身的功效，而是由於它刺激胃壁，導致食欲增加，相對的，也使體力增加，也就是說，大蒜只是發揮了它促進食慾的功能，這個功能造成了良性循環，自然地就精神百倍了！

☆大蒜雖具有開胃的功效，但卻不宜空腹食用。最好是將大蒜與菜餚一起烹調，以此來提高食用者的食欲，才是正確的食用方法。

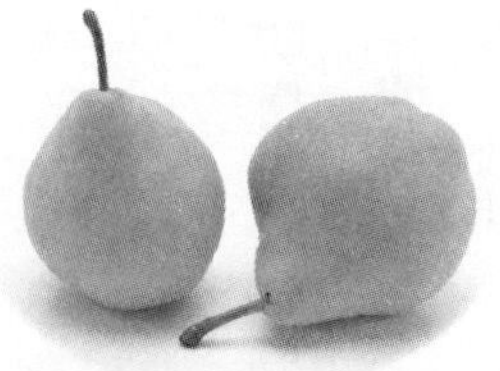

辣椒開胃，多食無妨？

我的胃口不好，若是遇上工作壓力大時，時常會有食欲不振的毛病，望著一桌佳餚，就是無福消受。因此，家人總是建議我多吃些辣椒，以提振食欲，試過幾次之後，果然頗有成效；於是我常藉辣椒來使自己胃口較佳。我的一個朋友患胃病，因此也常食欲不佳，我可以建議他吃辣椒嗎？

專家的話

您藉食用辣味的食物來提升食欲，這是正確的。因爲辣椒的確是有刺激食欲的功效。像居住在熱帶地區的人們，由於氣候的關係，經常會食欲不振，所以他們都藉辛辣的調味料來促進食欲。作爲開胃的妙方，似乎沒有比它更好的調味品了，但是卻非多吃也無妨。若是吃了太多辣椒，辣椒素的刺激性過強，反而易導致慢性炎症、腎臟病及高血壓；所以在您食用辣椒時，務必適量，這才是正確的飲食方法！

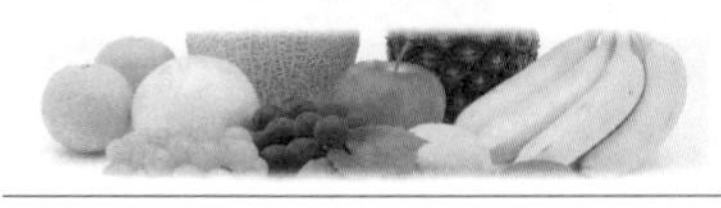

另外，對於患有胃病或腎臟病的人來說，辣椒的刺激性過強，還是少吃爲妙。所以您的朋友因胃病而產生食欲不振的症狀，應提醒他及早就醫，找出病因，並對症下藥，而且要建議他少食用辣椒才是。

此外，辣椒對身體健康者而言，它不僅是開胃的妙方，本身也含有相當豐富的營養素，如維生素C、鐵及磷等。在每百公克的辣椒中，含有一百毫克維生素C、六千五百個國際單位的維生素A，及零點一二毫克的維生素B_1，所以它不僅能使您開胃，還含有不少的營養價值，對身體相當有益。

☆患有胃病與腎臟病者，應減少食用辣椒。烹煮的過程中，不宜切過再洗，也不宜在鍋中浸泡或烹調過久。

薑是感冒的最佳良藥？

前幾天我們全家出遊，卻遇上一陣雷雨，大夥如落湯雞般敗興而歸。回到家後，我先生連忙衝進廚房將薑煎水，然後便要全家人喝下；說這是他在當兵時所學的妙招，不僅能預防感冒，更能夠驅寒。若已有輕微的感冒，還能發揮治療功效；薑眞的是對付感冒的萬靈丹嗎？

專家的話

您先生的觀念是正確的；當過兵的人都了解，在野外操練或行軍，若碰上下雨，那回營時必定備有薑湯。因爲薑有促進發汗的作用，對於著涼或初患感冒的人，將薑、蔥與紅茶一起煎煮，趁熱喝下，很快就能夠見效！

薑，是有刺激性的食品，經常手足冰冷的人，也可以多吃一些薑，使血液循環良好。除了這些功能外，薑還能夠調節體溫，對於女性朋友在經期或是產後做月子，薑都

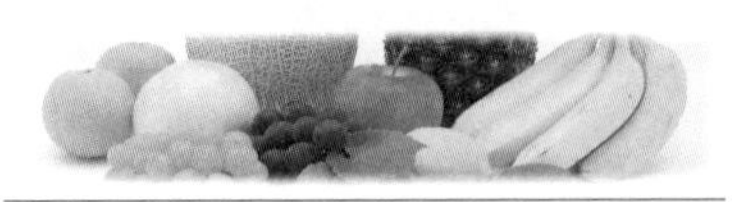

是不可或缺的食品。對於內臟下垂的人，薑可以輔助其日常的飲食，刺激內臟機能。加熱後的薑，可使身體內部產生溫暖，避免受涼。

但是，薑的刺激性，卻對容易充血、發炎、出血的人不利，最好盡量不要食用。不過若是在患感冒的初期，或是女性經期、產後，則不在此限。

雖然一場雨讓您們敗興而歸，但是您先生這小小的妙招，的確可驅除您們淋雨過後身上的寒氣，對預防感冒很有效，否則淋雨事小，感冒生病就更糟了，不是嗎?!

☆《本草綱目》記載，薑是具有相當多療效的食品，對於初患感冒的人相當有效，但若是已經重感冒了，薑的效果就不大了。它除了驅寒、治輕微的感冒，並可促進食欲，甚至，還能解除精神緊張呢！

大蒜可以壯陽提精？

最近，我的老公總是元氣缺缺，因此我向閨中密友們請教，她們都一致建議我讓老公服用大蒜，因爲大蒜有壯陽提精的功效。「吃了大蒜，果眞是能精力百倍，當我們家那口子沒元氣時，吃了大蒜，元氣就來了。」小莉興致勃勃地以見證身分向我推荐大蒜的好處。

我只聽說過吃大蒜能夠消除疲勞，但對於性能力的增進，眞的有效用嗎？

專家的話

您的朋友之所以認爲吃大蒜有助於壯陽提精，這其中的奧妙，大概是心理的因素大於實質上物理性的效用吧！大蒜之所以被認爲是使男人「精力」充沛的功臣，是來自於二種心理因素：

一是大蒜有刺激胃壁的作用，能夠促進食欲，對平日體力不濟的人來說，這可是一

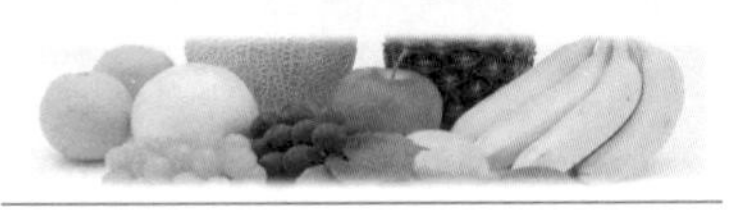

大福音，因爲胃口開後，自然會多吃幾碗飯，這樣體力當然也就恢復得快；而且，大蒜中的維生素B_1，誠如您所提到，對消除疲勞，有超乎想像的效果。但這對性能力方面有幫助的成分，恐怕不是在大蒜本身，而是精神要素所佔的較強，因爲有了體力，自然就可以好好努力啦！

第二是一種意志力上的因素，就如坊間所賣的壯陽補品，它的療效也是精神意志大於實質功效。因爲大家總覺得大蒜是壯陽提精的良藥，因此在食用時就會因心理因素地認爲吃了它，今夜一定精力充沛，萬事ＯＫ了！

☆大蒜是一種相當好的食品，消除疲勞，抗癌解毒，天冷時食用有助於抵禦寒冷；但台灣夏天炎熱，反而不宜多吃大蒜，因為多吃會助長體內火氣，反而有害！

香蕉最好少食爲佳？

公公婆婆由於上了年紀，朋友常建議我不要讓他們吃太多的香蕉，因爲老人家腸胃機能減弱，而香蕉又易刺激腸胃，造成腹瀉，所以應少吃爲妙。最近，連小姑都嚷嚷：「香蕉熱量高，一根香蕉相當於一大碗飯的熱量，吃多了會發胖。」這對愛美怕胖的我們來說，眞是一大警訊，是否香蕉眞是不利腸胃？它的高熱量又易令人發胖，那是不是眞的應該少吃爲妙了？

專家的話

這位太太您所說的特質的確都是香蕉的特點，但這就如同我們看一件事的角度一樣，從不同的角度看就有不同的結論。

基本上，香蕉能夠幫助腸胃的蠕動，促進消化，只要您的公公婆婆的身體健康，即使上了年紀，香蕉仍是相當有益的食品。吃香蕉能幫助腸胃消化平日的魚、肉食物，也

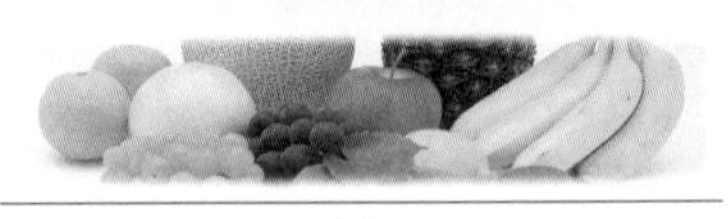

有通便的效果。相反的，若患有感冒、腸胃不適時，就暫時不要吃香蕉。所以，您可以就您公公婆婆的身體狀況來考量。

香蕉中的卡路里的確很高，一根香蕉相當於三個雞蛋的熱量，且香蕉中的成分大部分爲糖分及澱粉質，因此，它可以被當作主食食用。您若想減肥瘦身的話，就要注意不要食用過量；當然，也不是不吃香蕉就能達到不發胖的目的，最根本之道還是食物總熱量的控制及有效的運動。

香蕉特別有助於消化，健康的人不用擔心它會刺激腸胃，可以放心的吃。若是因爲平日太忙而沒時間上廁所，形成便祕，吃香蕉反而有助於通便，是相當有益的食品，不妨多吃！

雖然健康的人，可以放心地多吃香蕉，但飯前吃香蕉仍是會造成胃的負擔；所以，想吃香蕉，飯後爲佳！

生雞蛋比熟雞蛋有營養？

昨天跟男朋友去吃冰，他興沖沖地叫了一盤月見冰；這眞是一種看起來令人倒胃口的冰，在刨冰上面放了一粒生的雞蛋，看起來黏黏爛爛的。我心想，這樣的東西怎麼會好吃呢？男友在一旁卻跟我說起吃生雞蛋的好處：生雞蛋不僅營養又補身，還兼美容，說得我頗爲心動，爲了美容這點，我眞的很願意試試這看起來很可怖的東西，但它眞的一定要生的吃才有效嗎？

專家的話

雞蛋的確是相當有營養的食物，它含有豐富的蛋白質，還有鈣、磷、鐵和維生素，且易於消化吸收。除了恢復體力，補充營養，的確還能滋養血氣；這是您男朋友說兼具美容的原因，不過您大可以不必委屈自己去吃那令您覺得倒胃口的生雞蛋，因爲您男友所認爲吃生雞蛋的好處，是一種錯誤的觀念。

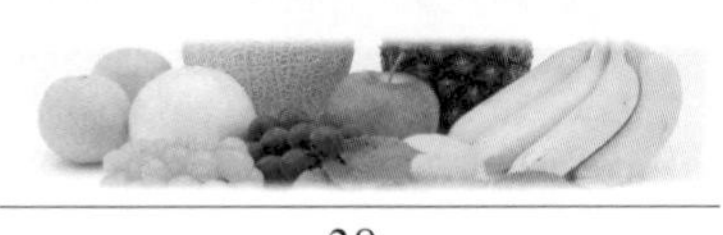

事實上，蛋忌生吃！因為在生蛋中有一種抗生物的蛋白，它能與其他的營養結合，成為一種不能被人體吸收的物質；尤其與維生素B特別容易結合，使我們無法吸收到食物中的維生素B，導致缺乏維生素B。

吃生雞蛋的壞處，還不只這些，它的特殊氣味，會抑制人的神經中樞，令唾液、胃液的分泌明顯降低，影響到整個消化系統，使人食欲下降，消化力衰弱。此外，生蛋中還含有一種抗胰蛋白的物質，人吃了之後很難消化，但是這種物質怕熱，遇熱即被破壞，煮熟了吃，就不會再有此問題。更嚴重的是，生蛋中常含有許多病菌，吃了會導致疾病，不經煮熟吃下，病菌便會隨之侵入人體，對食用者來說，是很大的冒險！

由上可知，吃生雞蛋，營養未必較豐，還有一大堆的壞處，所以，還是趕快奉勸您的男友少吃月見冰吧！

吃豬肉有時間限制？

近來一些頗懂養生之道的朋友都不斷地在討論：「吃豬肉，要看時辰！」這新鮮事兒倒是第一次聽說，瞧他們說的有模有樣。「看來，中國人說一命二運三風水……還眞是根深蒂固的觀念，連吃個豬肉都要買本黃曆?!」我的話引來一陣爆笑，我們的養生專家小張連忙解釋：「不是看風水，是因爲腸胃消化吸收時間長短的關係！」究竟吃豬肉，與腸胃吸收消化的時間有何關係呢？如果眞對身體有影響，那該如何吃才是正確的？

專家的話

人說看風水、時辰不是件科學的事，但這回您們所討論的「吃豬肉，看時辰」可是件有根有據的飲食常識。不過我要再補充一個觀念：其實不只是豬肉，凡是肉類，在食用時都有時間的限制。所以應該說：「吃肉類食品，有時間限制！」

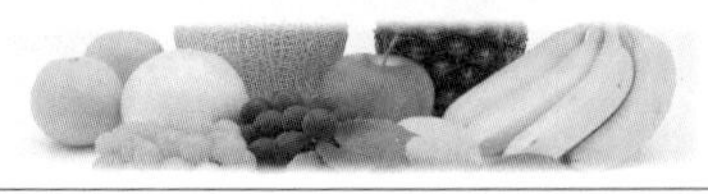

吃肉類之所以有時間限制，是因爲凡是肉類都需要較長的時間去消化和吸收，因此建議最好在早餐和午餐時食用，而盡量不要在晚餐時食用。即使我們所食用的肉類多麼新鮮，但是若在胃裏滯留了二小時以上仍無法消化，必然會產生廢氣，對身體會有不好的影響。而且，若是在晚餐吃了需要較長的時間才能消化的肉類，在它還沒有被完全消化時，就上床就寢，那麼駐留在胃中的食物便會影響睡眠，對身體也會有不良的影響。

☆肉類，是運動之後及身體疲倦時，消除疲勞的最好食物，但肉類具有不易在短時間之內被消化吸收的特質，使得它不適合在晚餐中食用，食用者應特別注意！

豬肝是產婦的最佳補品？

目前我正值坐月子期間，婆婆為我烹煮的各類補品中，時常有豬肝的料理；婆婆認為豬肝是補血的聖品，為坐月子不可不吃的食物。但我一向有排洩不穩定的狀況，時而便祕，時而腹瀉，我曾聽說有這樣的症狀絕對不要食用豬肝，那我現在坐月子期間，是否該食用豬肝呢？

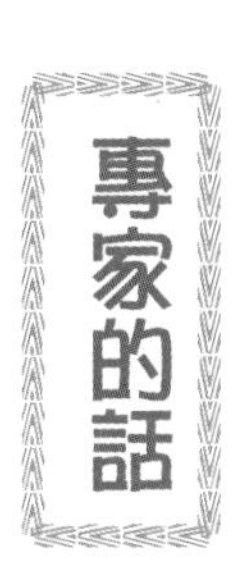

您的婆婆會有這樣的觀念，主要是因為一般都認為豬肝富含鐵質，有補血的功效。但是大部分的人卻不知道，這補血的功能並非在所有人的身上都通用，它是否能被身體吸收利用，得要看食用者本身的體質而定。

產婦在產後一週內食用豬肝是相當有利的，但若是超過一星期仍繼續食用，反而會影響到子宮的收縮；所以豬肝並不適合在產後一週後食用。對於您的情況來說，應是更

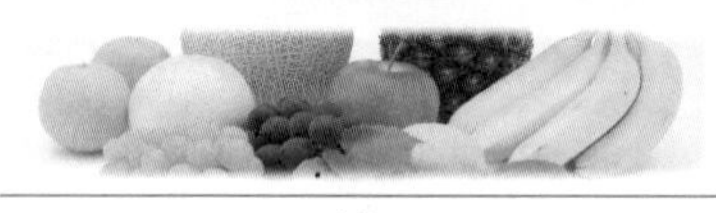

不適合吃豬肝的。因爲腸胃功能不良，時而便祕、時而腹瀉的人，本來就不應該食用豬肝，而若是妳生產已超過一週以上，那麼還是不要吃爲宜，以免對身體有不良影響！

一般說來，豬肝富含鐵質，的確有促進造血的功能，對貧血或生理期中血液消耗的補充，有相當助益。但誠如前面所說，食豬肝要視情況及食用者體質而定；在產後一週內，月經開始的前三天，都適合多吃豬肝；之後，就不要再食用了。否則可能會產生反效果！

☆豬肝補血，但卻非人人可食、時時可用，必須有正確的觀念食用之，才能發揮它最大功效。產後一週後，有腸胃功能不穩定，或是神經容易疲勞的人，都請不要食用豬肝。

牛肉是否人人可食？

平日閒來沒事，我和幾個朋友最愛聚在一起煎牛排吃，我們這幾個死黨都非常愛吃牛肉，每次到市場上，色澤鮮紅的牛肉最受我們青睞；我們一致認爲牛肉營養成分比其他肉類來得高，但是最近我們卻聽到一種說法——並不是人人都適合食用牛肉。這個消息令我們很震驚，究竟這種說法正不正確？

專家的話

牛肉是美味食物，烹調方式又多，所以總是廣受一般人喜愛。你們聽到的說法是有根據的，不過您們這群牛肉之友也不必太緊張，吃東西主要是以適量爲佳，只要不過量，您們還是能盡情享受！

身體健康的人，在肌肉勞動後感到疲勞時，牛肉是很好的消除疲勞的食物，因爲其中蛋白質含必需氨基酸較多，它的組成接近人體組織需要，營養價值也高，所以我們常

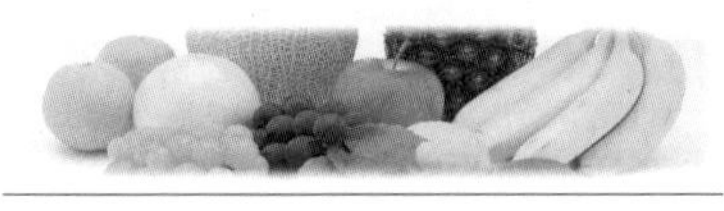

見到在運動選手的餐飲中，出現大塊牛肉。不過我想您們這群死黨不是運動員吧!?對於上班族來說，牛肉就不是適合多吃的食物囉！上班族平時用腦甚於體力，所以感到的是精神上的疲勞而非肉體上的疲勞，這類的人還是要避免多吃牛肉，否則，攝取了過多的牛肉的蛋白質、飽和脂肪，又沒有消耗掉，儲存在體內反而對身體沒有好處。

如果您們平日身體的體能消耗不大，那麼在大快朵頤的時候，還是要注意節制，勿食太多。當然，如果您們實在無法抵擋牛肉的誘惑，那麼就結伴進健身房，讓身體多消耗些體能，再食用牛肉！

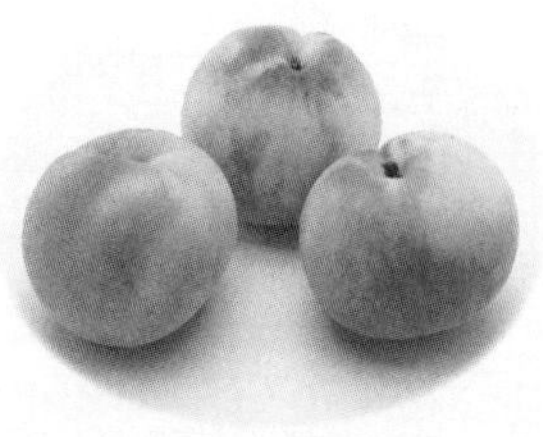

蛋，一天不能吃三個以上？

年逾四十的小高，開始驚覺到身體機能的衰退，在打球時直歎體力大不如前；進食的時候，看到他小心翼翼地篩選何者該吃，何者不該多吃，連高嫂都在一旁叮囑他不要吃過量的蛋。原因是小高的膽固醇微高，因此需特別節制，他們還囑咐我一天別吃超過三個以上的蛋。以免成爲膽固醇過高族的會員。要預防膽固醇過高，眞的該節制每天吃蛋的數量嗎？

專家的話

蛋是高膽固醇的食物，那麼您的朋友爲控制膽固醇而節制吃蛋並沒有錯。但是，若是不注意其他方面飲食的量，只節制吃蛋的數量，他的膽固醇値恐怕還是會往上爬升喔！

蛋雖含較高的膽固醇，攝取過多，對冠心病的防治不利。但從另一方面看，蛋中也

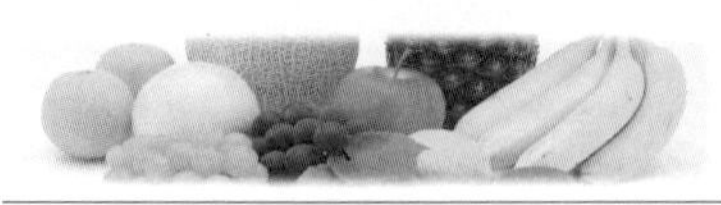

含有卵磷脂，它進入血液後，會使血液中的膽固醇和脂肪顆粒變小，保持懸浮的狀態，從而阻止膽固醇和脂肪在血管壁中堆積。

所以，造成膽固醇過高，蛋並非罪魁禍首。醫學上曾做過一組實驗，受驗者每天吃二十個蛋，連續吃上一個月，然後測定他血液中膽固醇值，結果只從二五〇mg上升至二五八mg而已。但是這個實驗者的實驗期間飲食並不豐富，主要熱量來源只是雞蛋。

可見，膽固醇高真正的原因並非多吃幾個雞蛋。而是現在的生活飲食中，充斥著太多的高熱量食品，海鮮中所含的膽固醇也相當高，若是不知不覺中食用了過量的高熱量、高膽固醇食品，那一天吃三個雞蛋，就會產生不同的結果了。要防止膽固醇過高，您必須均衡且適當的攝食，一天能吃幾個蛋，或是不能超過幾個蛋並不是最根本、最重要的！

蛤蜊能消除疲勞，安定神經？

即將面臨聯考的青青，每日伏案苦讀，下課後回到家都顯得相當的疲累；加上聯考的日子日漸逼近，她心情也愈來愈緊張，也由於壓力太大，她近日有消化不良的現象。她的母親為了照顧她的身體，便以食療法——烹煮許多補品為她補腦又補身。其中之一正是以蛤蜊為材的食療食品。因為據說蛤蜊能夠消除疲勞，安定神經。吃蛤蜊，果眞有如此療效嗎？

專家的話

蛤蜊能夠消除疲勞，安定神經。其實，其他的貝類也有相同的功效，對於像青青這樣正面臨聯考的莘莘學子來說，貝類的確能發揮療效。像青青的母親就相當懂得以食療的方式來為孩子補充體力、腦力。

蛤蜊對神經疲乏，消化功能減退有很好的療效。甚至有人將蛤蜊和藥草合用，來治療「血清性感染性肝炎」，也就是一般人所說的「B型肝炎」，可見得蛤蜊除了能消除腦神經疲乏，安定神經，還對肝功能方面的障礙，有優越的效用。

不過青青有消化不良的現象，那千萬要提醒她母親在烹調時，注意不要調味太重；不論是鹽、醬油、或是味精等調味料，都不需要放太多，只要微量即可，否則反而妨礙消化與吸收，失掉了原有的食療美意。

☆貝類都具有消除神經疲勞及安定神經的鎮靜作用，對於現代社會勞心的工作者，或對易怒、失眠、容易疲勞的人來說，是相當好的食物，不過調味不宜太重，療效才得以完全發揮。

雞骨，食之無味，棄之可惜？

上星期上完烹飪課時，我無意間發現張太太跑去向烹飪老師要上課用剩的雞骨，我開始納悶：雞骨這玩意兒不是食之無味，棄之可惜？張太太要它來做什麼用呢？在衆人詢問之下，張太太才說是要燉給她兒子吃的。難道，眞是應驗了中國人的一句話：「吃什麼，補什麼！」吃雞骨眞的可以補骨嗎？

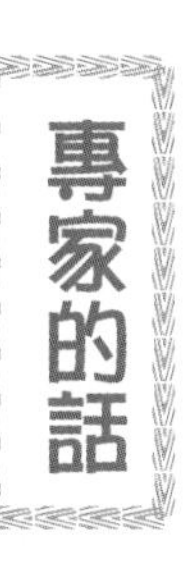

在國外，雞骨或者豬骨，大多棄之不用，因爲它們都被認爲是一無用處，其實，這些骨頭的用處可大了。您的朋友張太太就懂得將它用來燉給孩童食用。中國人說「吃什麼，補什麼！」這句話雖未必完全正確，但在此，雞骨的確可以幫助兒童的體格正常的發展，尤其最助於發育中的孩子胸廓的發育。

除了幫助兒童體格發展外，它還有其他的療效呢！雞骨能夠調養虛弱的體質，並且

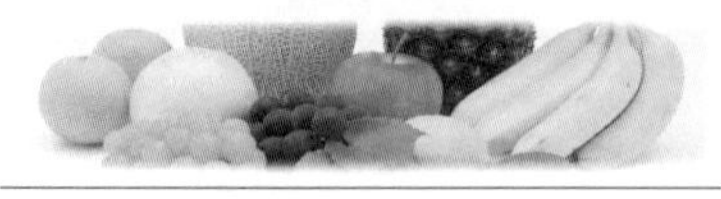

能治療慢性病，就此點來看，它非但不是沒有價值的食物，而且還應格外珍惜才對！

在台灣受教育的孩子，由於要面對大大小小的考試，總是伏案讀書的時間多，所以多是低頭駝背的姿勢，家長們不妨將雞骨加入蓮藕共煮，讓孩子們食用，它不但能幫助他們胸廓的發育，還能預防駝背的情況發生。

☆家有少男少女初長成的家長們，下次您有烹調所剩的雞骨、豬骨什麼的，千萬別將它們丟掉，好好的利用它為您的孩子補補身體，對於體格的發展相當有助益；它們可是最佳的食療補品。

蝦子不宜多吃？

我父親因爲膽固醇過高，母親常告誡他要忌食蝦子，因爲蝦子中蛋白質容易引起膽固醇升高，對他的身體會造成更不好的影響；也就在這種耳濡目染下，我們家的小孩都知道：要預防膽固醇過高，不宜多吃蝦子。但我最近檢查身體，醫生說我的身體虛弱，有血壓低的症狀；並建議我可以多食用蝦子來改善體虛的情況。我是否因此該多吃蝦子？它是否會引起我膽固醇升高？

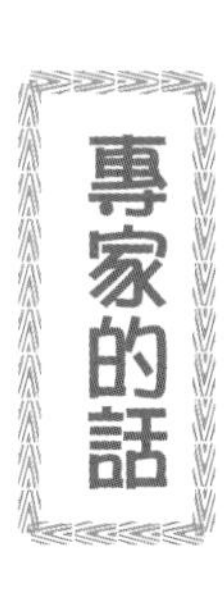

我想，您可能是多慮了。對於身體強壯健康的人來說，蝦子宜少吃，這樣可避免體內的膽固醇升高。但是，對於患有低血壓、身體虛弱、怕冷或是經常食欲不振的人來說，均需多食用蝦子。

蝦子中的蛋白質特別容易被消化吸收，所以對身體虛弱的人特別適合。除此之外，女性在生理期後或生產後，食欲不振及消除疲勞較慢，多吃蝦子也可使情況獲得改善。另外，患子宮肌瘤、乳腺腫大以及易長息肉的人，也應該多吃蝦子，食用時若能連殼一起細嚼慢嚥，更容易收效。

您有低血壓的症狀，身體虛弱，本來就應該多食蝦子，無需擔心膽固醇升高，倒是您的父親原來就患有膽固醇過高，在食用時，當然應該格外注意，酌量食用，不要過量即可。同樣的，若是有高血壓、易怒，或臉色經常泛紅的人，也要避免食用過多的蝦子？

☆蝦子蛋白質特別容易被消化吸收，所以較適合身體虛弱的人。相反的，由於蛋白質攝取過多易引起膽固醇升高，因此身體強壯的人或已患有膽固醇過高的人，則應當少吃！

醋是鹼性還是酸性食品？

前些天我在報上讀到一篇文章，鼓勵人們多吃醋，因爲醋對身體健康有幫助；在文章中提到因爲醋能幫助人體內的「克列布斯循環」的回轉，使血液不致成爲酸性。讀到這，我感到很納悶，我們平常食用的醋不是酸性的嗎？那何以又能平衡血液中的酸性？難不成醋是鹼性食品？

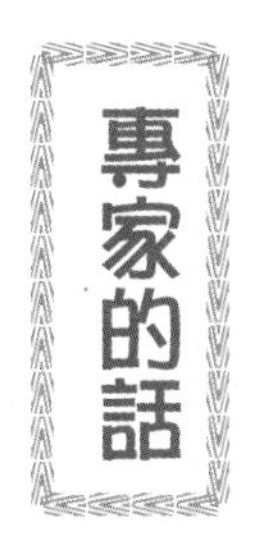

您所讀到的「克列布斯循環」，是人吃了食物後，在體內會產生的一系列循環；爲了使這個循環順利，需要有維生素B_1、草醋酸（醋中含有）等的補給，否則身體中的焦性葡萄酸會變成乳酸，乳酸是疲勞物質，貯存於身體會使血液呈酸性，令人的身體覺得懶散。

醋酸能夠不使這種焦性葡萄酸變成乳酸，所以血液就因此不致變成酸性，但這並不表示醋就是鹼性的物質。我們所食用的醋是酸性物質。很多人誤以爲飲用食醋會使身體趨向鹼性，所以醋是鹼性食品，這種想法是錯誤的！

像蘋果醋、鳳梨醋等水果醋是鹼性食品，但作食醋食用時，作用又與食醋相同。再者，要提醒您一點：不管是鹼性或是酸性，人的身體是不能由飲用食醋來改變酸鹼度的。雖然如此，食醋的確還是有許多好處，它除了幫助體內的「克列布斯循環」，同時它所含的有機酸能促進蛋白質的消化，醋的酸性進入胃內也會發揮殺菌的作用，對人的健康上，是值得大力推薦的！

> ☆醋為酸性的食品，能平衡血液，使不致成為酸性，但它卻不能改變身體的酸鹼度。夏天很疲倦時，吃些糖醋菜餚，或飲用檸檬汁，可免於人身體懶散。所以「喝醋、有益身體」不是沒有理由的。

喝水有無禁忌？

前些天跟同學打完籃球回到家，全身發熱，汗流浹背，就立刻衝進廚房拿出一瓶冰水猛灌，媽媽看到，立刻制止我喝冰水，說這樣喝水對身體有害。之後，她又不時的對我提到這件事，眞令我覺得很煩，但我以前也有聽過類似的說法：喝水要注意速度，不可太快，要適量、適時。請問這樣的說法有科學的根據嗎？

專家的話

喝水的確是一門學問喔！一般人平日總是飢則食，渴則飲，對於該如何正確的飲水，卻不太在意，其實，這些細微的小地方，對身體都會有影響的。飲水的學問，有三點應該特別注意：

一、飲水要適量：水是人體組織中最主要的成分，人體若是缺水，會影響到體內的新陳代謝作用，皮膚會失去光澤與彈性，嚴重者即一般所說的「脫水」。適量的飲水是

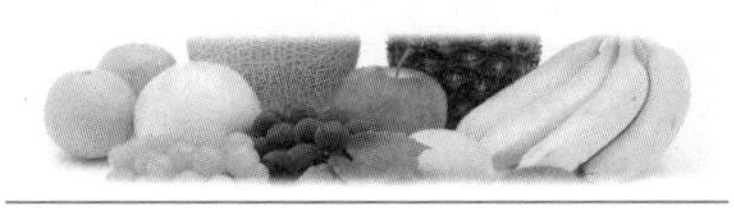

指，一般人每天飲一千五百CC左右爲宜，夏天流汗較多，則可適量地增加。

二、飲水要適時：一般說來，清晨飲水較有益健康，因爲人在一夜睡眠之後，水分消耗較多，清晨飲水能減低血液的濃度，促進血液循環，維持體液的平衡。若等到口渴以後才喝水，是不健康的飲水法，因爲那時人體中的水分已經失去平衡了。

三、飲水要漸進：飲水忌狂飲。且飲用過多，胃不適應，反而不好。循序緩和的飲用，才是正確的。

☆水，是人體維持生命的重要因素，但如果不管三七二十一的喝大量的水，這樣，不僅沒好處，還可能事倍功半。喝水的時候，要記住三原則：適量、適時、漸進。這才是正確的飲水方法。

喝杯牛奶再入睡，好嗎？

我在睡前都有喝牛奶的習慣，最主要的是牛奶能幫我入睡，於是我將它介紹給我的室友，告訴她很多睡前喝牛奶的好處。在她飲用了牛奶的第二天，她的臉色卻不太好，還說她失眠了一整夜；這令我覺得不太好意思，難道睡前喝牛奶對有些人來說並不適合？

專家的話

很多人都像您一樣，在睡前都有喝杯牛奶的習慣，甚至有些母親也讓小孩養成睡前喝牛奶的習慣，因爲喝牛奶有助於睡眠。對一般人來說，睡前喝牛奶並無妨，也有助於睡眠的功效，但是對於胃不好或患十二指腸潰瘍的人來說，卻不適合，而且最好避免！

何以說牛奶能幫助睡眠？根據研究：促進入睡的三種營養成分，一是蛋白質分解後的色氨酸，一是鈣質，一是脂肪。而在牛奶中富含鈣質及脂肪，鈣質有安神的作用，脂

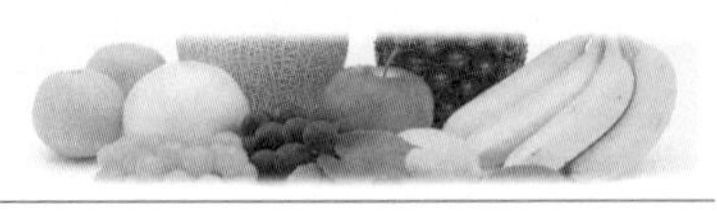

肪則能使大腦中樞鎮靜。如果少了這些成分，就會使我們失眠，這就是爲何鼓勵在睡前來杯牛奶的原因。

但是，對於胃不好或有十二指腸潰瘍的人來說，半夜會分泌較多的胃酸，如果喝了牛奶以後，牛奶中的蛋白質成分更易刺激胃酸分泌，在兩者相互加乘之下，對胃腸黏膜較脆弱的部分會造成傷害；若是胃酸量遽增，又會發生「酸水逆流」至食道，這樣反而會造成失眠。

所以，您的朋友喝了牛奶卻會失眠，有可能是因爲她的腸胃機能並不是很好，您可以問問她是否患有胃疾或是向來胃不好，如果是，那麼她並不適合在睡前喝牛奶；倘若不是，那她失眠可能另有原因了！

酒精會造成肝炎？

下班後，我常常喜歡跟同事跑去喝酒；最近的一次身體檢查，醫生說我患了肝炎，我不禁想到患了肝炎是否與平時喝酒有關，所以最近同事找我去喝酒，我都以此爲由拒絕。小王卻告訴我：即使罹患肝炎，喝點酒也無妨的，難道喝酒不會再對肝造成傷害嗎？這種肝炎的發生，是否是喝酒造成的呢？

專家的話

其實，您的問題得看您所患的肝炎的類型而定。如果您所患的是A型或B型的肝炎，因爲它們的病源是濾過性病毒，所以，應當與酒沒有太大的關聯。

A型肝炎是透過食物、飲水等的感染，所以飲食與飲食用的器皿，才是致病的關鍵。B型肝炎則可能是由輸血和針筒注射感染，而這也與飲酒沒有關聯。若是非A型或B型的肝炎，目前對於其感染源，尚無法掌握實態。

由上可知濾過性病毒的肝炎，其發生與酒精並無直接關係，但為何總是有人會因過度飲酒而導致肝炎呢？日本的浪久教授認為，酒精只是使潛在的肝炎變為表面發作的導火線，眞正的病源並不是它！

所以，日本的一些研究報告指出，若罹患的是慢性的持續性濾過性病毒型肝炎，酌量的飲酒是無妨的，無需完全禁止，因為肝細胞仍有代謝酒精的功能存在；反之，若患的是急性肝炎，在醫療期間，就必須禁止飲酒。

另外有一種肝炎，是絕對不可以飲酒的，名為酒精性肝炎。因為這種肝炎本身就是由酒精造成，還有像脂肪肝、酒精性肝硬化也都是。酒精性肝炎的患者若不再節制飲酒，細胞就會受損而漸惡化成肝硬化，到時可就再也沒法好轉。

但根據報告顯示：患酒精性肝炎和肝硬化的病患，經由戒酒，生存率便可大為提高，而如果再任意喝酒的話，那麼有七成的機率會在五年的期間內死亡。

因此，您的肝炎是否是喝酒造成，必須看您所患肝炎的類型而定；不過，即使您所患的肝炎允許您喝點酒，也是要注意節制，少量為宜。

☆罹患濾過性病毒型肝炎的患者，是無需完全戒酒的。不過，雖說可以飲酒，但也僅限於少量，一天一回。如果所患的是急性，或是由酒精所導致的肝炎，那麼，就必須戒酒，以免肝細胞繼續惡化；若是發展至肝硬化，只要不喝酒，肝臟還是可望恢復生機的。

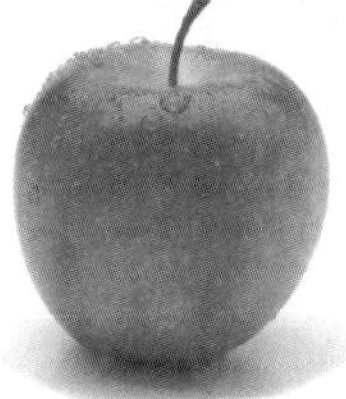

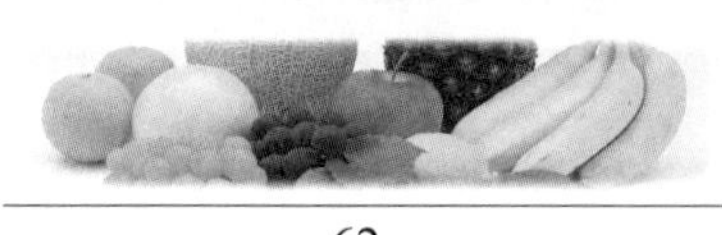

喝咖啡，何時不宜？

我是在西餐廳打工的高中生，前幾天我遇到一個很「龜毛」的客人；緣由是我不小心把他點的咖啡在主餐前就送上了，爲此，他竟然把我罵一頓，還質問我難道不知道飯前不能飲用咖啡嗎?!說我竟連這常識都沒有，害得我當場啞口無言，不知如何是好。請問飯前眞的不能喝咖啡嗎？爲什麼呢？

專家的話

通常我們會說：飯後來杯咖啡吧！卻鮮少有人會說飯前喝杯咖啡，這是有原因的。因爲咖啡是較具刺激性的飲料，飲用它會刺激胃液分泌的增加，如果在空腹時刺激腸胃，對胃部易產生不良的影響；而且，在飯前飲用咖啡，會由於咖啡因的關係使人失去食欲，所以說，在空肚子的時候，不宜飲用咖啡。

但喝咖啡也不見得就一定不好，飯後咖啡，是會幫助消化的。另外，咖啡因能使人神經興奮，刺激大腦，讓人清醒，所以人們常將它作爲提神的飲料。所以，咖啡雖是具刺激性的東西，對人體有無益處端看我們如何去飲用它而定。

了解這道理之後，下次可別再將咖啡在主餐前送上，自然也就不會挨罵啦！

☆咖啡含有咖啡因，具提振精神醒腦的作用，但它的刺激性卻不適於在飯前飲用，因會對胃不好且影響食欲；若是飯後飲用則能助消化。常有許多報導認為咖啡與癌症、心臟方面疾病有關，但這些都尚未有證據支持，愛喝咖啡的人不用擔心，不過，還是適量而止為佳。

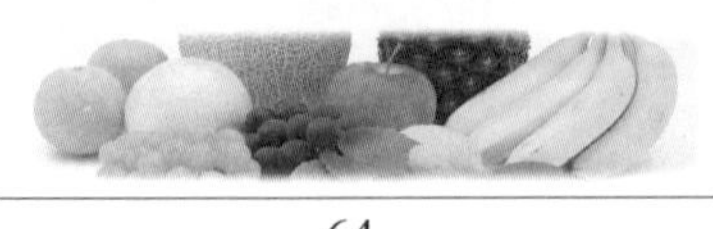

飲茶皮膚會變白？

前幾天我陪媽媽回娘家，外婆家是世代種茶的茶農，我這個都市小孩，第一次見到這麼大片的茶園。外公外婆他們很辛苦，頂著大太陽不停的工作；我發現他們雖然常曬太陽，但是皮膚卻都很白，我很好奇地問外婆為何會如此，她笑著說是被茶香薰白的。這是眞的嗎？還是她跟我開玩笑？媽媽則說：可能是喝茶的關係。這種說法有根據嗎？

專家的話

如果說，茶能使人變白，那可能是因爲其中含的維生素C阻礙了會使人皮膚變黑的麥拉寧色素形成。茶中維生素C的含量又以綠茶中較多，如果這個理論適用，那飲綠茶，使皮膚變白的可能性較大！

一般藥品中的維生素C，如遇熱水沖泡，就會被破壞；但在茶中，沖泡時卻能溶出維生素C，因其溶出的維生素C並非以單獨型態存在，而是因與別的成分結合，所以不會被熱水所破壞。溶出的維生素C量以水溫攝氏七十度到一百度爲佳，二十度時則顯著減少，且在第一泡時被沖泡出，到了第二泡時，維生素C含量就很少了。

在每百公撮（茶葉一・五克）茶湯中，含有約八毫克的維生素C，如果您欲攝取維生素C，這是相當好的攝取來源。至於會不會變白，雖有此理論，但並無確實的證明報告。

☆綠茶是指「不發酵的茶」，不發酵茶中的維生素C含量較發酵茶中多。喝茶還有許多好處，如：消除疲勞，增加耐心，殺菌、解毒等，甚至能增強免疫能力！

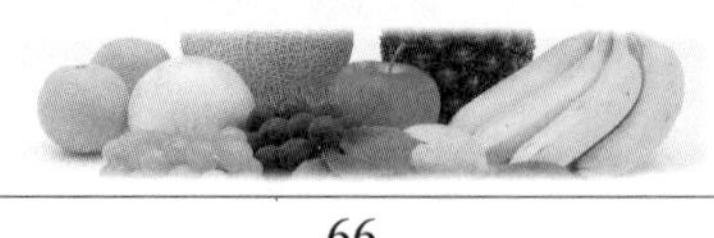

酒，百害而無一益？

外子嗜酒如命，家裏一櫃子的酒不說，倉庫中還有一堆。他每天晚上不喝就睡不著覺，上班時也不忘來一杯。爲此，我很擔心他的身體，他卻認爲喝酒對身體是有益的，雖然，他每次的飲用量並不大，但在我的觀念中，酒是百害無一益，我是否該制止他喝酒呢？飲酒果眞對身體會有好處？

專家的話

看來您先生的雅興挺好，也許，他是個懂得品酒的人，並非是酗酒成性之徒。所以，若他不是牛飲豪乾，也不會喝得大醉，那您可以放心一半了！

喝酒其實並非如您所說百害而無一利，其中的原則就是「飲酒要有節制」。一般人血液中的酒精濃度在四〇〇（毫克／一〇〇CC）以上會使人致命，而合宜的酒精濃度應在一〇〇以下，只要不過量，並不會有不好的影響。

而且，少量的品酒，事實上對身體是有好處的。它能使高密度的血脂肪上升，並略降血壓，對健康有裨益。如果您先生只是睡前來個一小杯，是對身體有益的。但是，如果成了長期酗酒，對神經、心臟、胰臟、肝……都有傷害，甚至會使致癌性提高十倍！若是一日內飲用大量的酒，中風的機會也大的多。

您的先生的飲酒量只要好好控制和警惕，應不會上癮，甚至瀕臨嚴重酗酒的萬劫深淵的。給您一個建議以供參考：

啤酒：每日不超過六七〇ＣＣ（即罐裝台啤兩瓶）

葡萄酒：每日不超過二八〇ＣＣ（養樂多瓶裝兩杯）

烈酒：每日不超過一〇〇ＣＣ（八分滿養樂多瓶）

☆有服用安眠藥、鎮靜劑的人及患糖尿病、痛風、尿酸高的人、孕婦等等，都要避免喝酒。而健康的人飲酒時，也要注意勿空腹時飲用，因為這樣易使酒精加速吸收，容易酒醉。

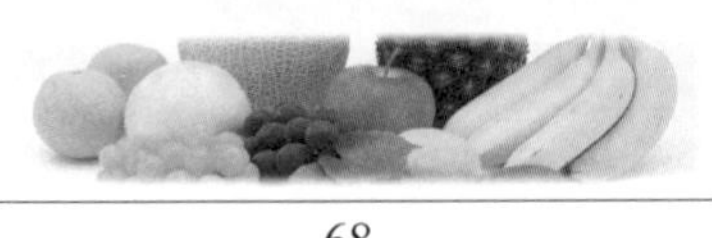

喝牛奶時加糖好嗎？

我的寶貝蛋今年二歲，爲了他的發育及健康，做媽的我常苦苦哀求他喝杯牛奶，他總是不領情，見到牛奶就躲。我最近想出了一個點子，就是在牛奶中加糖，甜甜的味道果然對他產生誘惑力；正當我感到欣然之際，卻見到報上說「牛奶不能與糖同煮」，那若是在冷的牛奶中加糖，是否也會有不良影響？

專家的話

有的小孩喜歡喝淡奶，也有的孩子就是愛喝加糖的甜奶。每個人的喜好不同，並無不可，但是您在爲孩子準備牛奶時，的確要留意，煮時不可將糖放入同煮。因爲牛奶中含有極豐富的氨酸，它在一般的情況下非常穩定，但在高溫下，非常容易與糖結合，而形成一種新的結合物，叫做果糖基賴氨酸。這種物質並不能被人體吸收，而牛奶本身也因此失去了原有的營養作用。

不只如此，牛奶與糖同煮還會產生一種有毒的物質，對人的身體不好；尤其是對兒童，產生的症狀更為顯著，會出現厭食、疲勞、緊張及營養不良的現象。解決的方法是：在您煮好牛奶後，待它較涼時，再加入方糖，這樣，就可以避免掉上述的情況了！另外，還要提醒您：牛奶千萬別煮過久，一般只要煮滾即可，如果滾太久，其中的營養會被破壞掉，反而失掉作用。

☆牛奶是一種十分營養的食品，但在處理上，除了不能與糖同煮外，還有三點值得注意：一忌久放，以免變質。二忌久煮，以免養分遭破壞，三忌空腹飲用，以免無法將養分完全吸收。

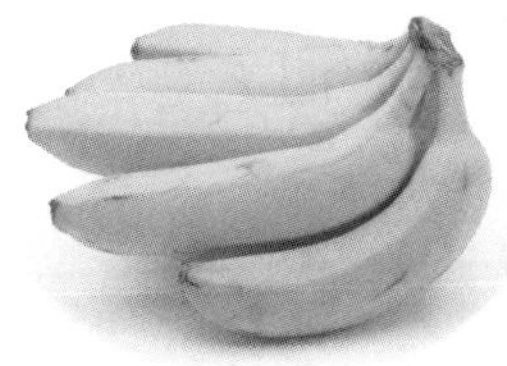

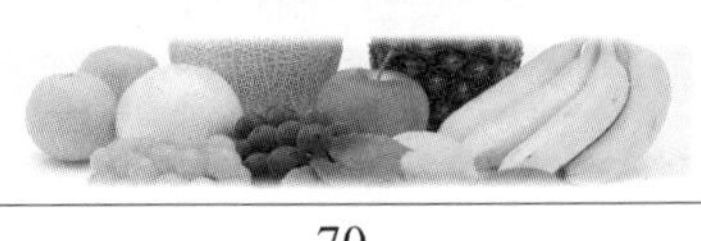

飲茶會降低藥效嗎？

美麗是個藥罐子，每天得吃的藥量不下十粒，但我常常看到她不斷的喝茶，甚至以茶服藥。我勸她吃藥時勿以茶服之，但她總一副無所謂的樣子。她還認爲喝茶是對身體相當有益的，能利腸解渴、生津活血；我知道飲茶對身體有益，但像她這樣身體不好，又要常吃藥的人，喝茶不會有不好的影響嗎？

專家的話

您的考慮的確是對的。茶雖有益，但需飲之得當，若飲茶不當，一樣會出現許多弊病，對身體不利。

服用藥物，並不適宜用茶，因茶中有酸性的物質，會改變藥物原有的藥性。不只是西藥如此，對中藥來說也不適合，因有許多中藥含有生物鹼，與茶中的酸結合就會沉澱，影響吸收。所以，還是勸美麗不要以茶服藥，這樣會使藥效不彰；已經吃這麼多藥，又不能發揮效果，不是損失更大？

除此之外，喝濃茶會影響食物的消化吸收，易引起便祕；飯前飯後也不宜大量喝茶，以免沖淡胃液和消化液，影響消化功能；再者，茶會提高基礎代謝，患高血壓及心臟病的人，亦不宜飲過濃的茶。

除了像美麗這種身體較差的人在用藥物時，要避免喝茶之外，平時也需盡量避免飲過濃的茶。

☆《本草綱目》記載，喝茶能除脹氣、利腸及治傷暑，現代的醫學研究更發現茶可以降低膽固醇與磷脂的比值。但若是飲用不當，一樣也對身體不利，如患有胃潰瘍的人最好忌飲，此外，服藥時，也要避免以茶水服用。

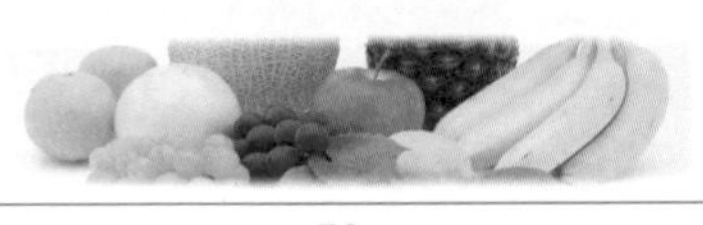

紅茶加鬆餅，下午茶的最佳組合？

阿蝦、猴子和我三人聚會，最愛去的就是「下午茶一九九」吃到飽的地方。尤其是在聊天聊得起勁時，又一面可以盡情的享用香甜可口的鬆餅，再配上香醇的錫蘭紅茶，那眞是人間一大享受。最近，阿蝦卻反常變得不吃鬆餅了，因爲她聽說鬆餅與紅茶的組合，使人致癌率升高，這種說法實在令我們難以置信，請問這有科學根據嗎？

專家的話

其實，您們所聽到這種說法，是因爲甜食中含的熱量高，而高熱量的食物一向被認爲是致癌之源，因此，才有這樣的傳聞。像鬆餅中含有高量的脂肪與砂糖，屬高熱量食品，所以吃得過多的話，就會有致癌的危機。而且，熱茶也易刺激致癌，若將兩種食物一起吃的話，致癌的機率當然也就更加升高了。

但是，並非只是這樣的組合易導致癌的發生，其他高熱量的東西，也會有同樣的結果。無論是咖啡，或餅干、羊羹……任何我們所熟知的高熱量食品都是如此；這其中最重要的，並非組合的問題，否則若改以吃蛋糕與紅茶，就能避免致癌機率提高!?這是不正確的說法。因爲根本的原因是在於攝取過多高熱量食品，而茶又是刺激性飲料，兩相加乘下，自然對身體不利。

吃任何食物，適可而止即最佳保健之道。您們不需要因聽了這樣的理論，就完全排拒鬆餅與紅茶，最重要是「不要過量」。您們倒是應避免去吃「吃到飽」式的下午茶，這樣，就不會過量，也無需太擔心了！

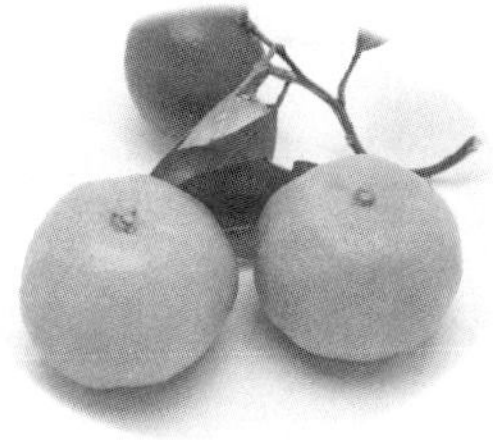

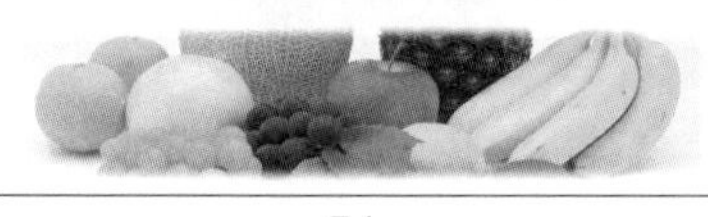

喝醋會使骨骼變軟？

我的小女兒剛開始學芭蕾舞，首項功課就是要把骨骼練軟，她每次都爲劈腿拉筋弄得很痛苦，我看了好不心疼；我曾經聽說，一些雜技團的演員爲了要使筋骨柔軟，每天都要喝醋，因爲醋有助於增加骨骼柔軟度與彈性，那我是否也能讓我的小女兒喝醋，來幫助她的骨骼快點變柔軟呢？

專家的話

您所聽到的這個說法是不正確的。我們常常會聽說：如果吃魚不小心被刺噎到了，就趕快喝醋；那是因爲醋可以溶解魚骨頭中的鈣質，但這並不表示喝醋就能使人的骨骼變軟。以喝醋來使骨骼變軟，這個是沒有根據的傳聞。也許，是因爲醋對溶解魚骨的鈣質的效用引起這樣以訛傳訛的迷信。

事實上，要增加身體彈性與柔軟度，不只是骨骼，它與肌肉、韌帶與關節囊都有密切的關係，所以，以喝醋來使筋骨柔軟，是毫無道理的。

不過，喝醋對身體有某種程度的助益，它可以幫助人體內的「克列布斯」循環的回轉，並有消除疲勞的功效，使肌內恢復彈性，但這與骨骼並沒有關係。所以不必給您的女兒喝醋，因爲事實上並無效用，但若是將醋視爲促進健康的健康食品，倒是可以試試喝醋！

☆喝醋，骨骼並不會變得柔軟。但是，醋卻對身體有其他的助益，它能消除疲勞，讓肌肉恢復彈性。在外用上，醋可以除去銅、銀製品上的鏽，也可以作為潤髮劑；用途相當多且應用也很廣泛！

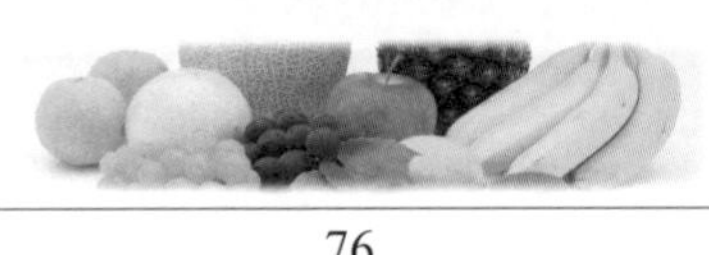

冰淇淋能治夏日懶散症？

水昆是本班的脫線王子，到了夏日脫線症狀更嚴重，據他說是因爲頂樓的宿舍房間有如烤箱一般，烤得他每日昏昏欲睡，大小腦打結，所以患了這種夏日懶散症。我們建議他炎炎夏日，不妨吃些冰淇淋消暑，說不定就不會懶散了，他試了之後卻說效果不彰，一樣懶散。不知道在夏日吃些什麼東西，才能治療這種懶散症呢？

專家的話

夏天的太陽相當的烈，住在頂樓的水昆兄可是要當心，別被曬暈囉！其實，很多人一到夏日，都會出現慵懶、食慾下降的症狀，這種現象即夏日懶散症，嚴重的還會導致疾病呢！

在夏天，由於天氣熱，排汗量大，消耗體力也大，在夜裏若是又因天氣悶熱無法入睡，就更會造成體力的再消耗，而無法藉睡眠恢復白天所消耗的體力；這樣日復一日的循環，就造成了夏日懶散症。

因此要恢復體力，補充能源，最好的方法就是——「吃消夜」而非吃冰淇淋。吃消夜能補充我們所消耗的熱量，且在入睡前吃些東西，能減低夏日失眠的不安，這樣一來，不僅熱量得到補充，又能安心入睡，自然第二天的精神就會比較好，懶散症發生的機率也就降低了。

不妨建議您同學在晚上吃些消夜，幫助他恢復精神與體力，同時提醒他注意房間空氣的流通，與使用消暑降熱的設備，否則，眞的是會被曬昏了喔！

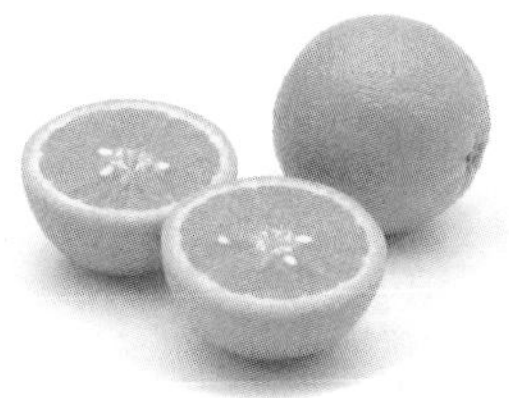

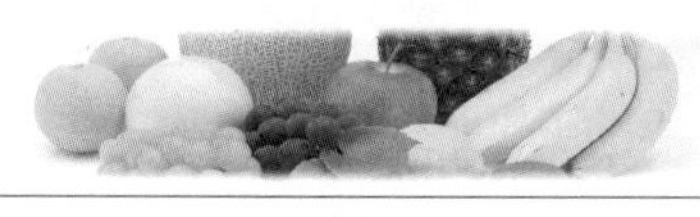

啤酒可除有害幅射物?

最近的測試報告檢驗出我們家的房子是輻射屋，這個消息震驚了全家人，但對我們來說是又恐慌又無奈，無所適從。我與先生相當擔心這幅射線會影響到孩子們的健康，在無計可施的情況下，想起最近流行的食療法，請問是否能以食療的方式來清除體內有害的幅射物呢?

專家的話

您的房子檢驗出為幅射屋，那麼您們全家最好去做定期身體檢查，而且如果可能的話，最好別繼續居住在這樣的環境中。在食療的方法上，目前並無特別有效的方式，倒是有一則關於啤酒的新發現，可以提供您參考。

根據專家研究，喝冰的生啤酒，能夠清除幅射線在體內的囤積。烏克蘭發生車諾比爾核子災變的那段期間，保加利亞國防部更研發出一種「特輕級儲藏啤酒」的新酒，在裏面添加了「Kantatonic」的物質，而這物質能有助於清除人體內的輻射物鍺元素，這種元素多半易囤積在人體的骨骼及牙齒中。

但是美國的藥物管理局研究員卻懷疑這種新啤酒的效用。因爲任何能從人體骨骼及牙齒中去除鍺元素的東西，都會一併地將其中的鈣質清除掉，這樣會造成人體中鈣質的流失，對身體不利。

目前這種新啤酒並不容易買到，即使將來有引進這種啤酒，飲用的人也應特別注意其所產生的效用，它雖然能清除體內有害輻射的功能，但卻必須特別注意鈣質的補充。

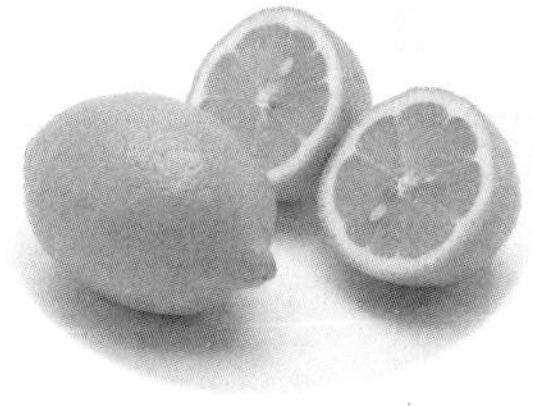

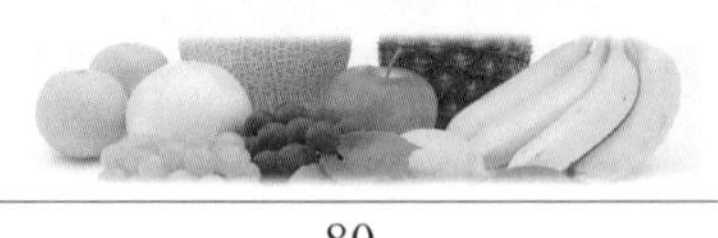

喝摻酒容易宿醉？

本人服務於某公家機關，應酬的機會很多，每回跟我們科長一起吃飯喝酒時，我就心驚肉跳；原因是，我是個不太會喝酒的人，光喝一種酒就擺不平，更不用說是喝摻酒了。而我們科長特別愛喝摻酒，每次一杯杯的凍頂白蘭地加高粱放在我面前，我眞不知如何是好，心想到一般人說喝摻酒容易宿醉的說法，就更恐懼，請問摻酒使人宿醉的效力，果眞如此大嗎？會不會有副作用？

專家的話

您所擔心的問題，答案是否定的。一般人說喝摻酒容易宿醉，是不正確的觀念。人之所以會喝醉，是因其血液中的酒精濃度超過了自己身體的酒精溶解量。所以，無論是喝什麼樣的酒，只要您身體內的酒精濃度沒有超過身體的容許量，就不會引起宿醉。

喝酒的方式人人不同，酒量也因人而異，但無論如何，都要盡量避免「一飲而盡」

的牛飲法，因這樣很容易導致酒精中毒，是很危險的。喝酒的方式，最好心平氣和，慢慢地喝；這樣，容易掌握自己的身體狀況，也會察覺何時該停止，斟酌自己的情況，不要超過自己身體酒精的溶解量。

換言之，您會不會宿醉，在於您自己血液中所承受的酒精濃度，若超過了負荷量，就易宿醉；並不與酒的種類或純酒或摻酒有關，您只要喝酒有「斬截」，就不會有問題了！

> ☆喝摻酒，並不是引起宿醉的真正原因。宿醉是因為人體血液中酒精超出了身體所能達到的溶解量。喝酒，只要淺酌品嚐，勿牛飲豪乾，就不易宿醉。

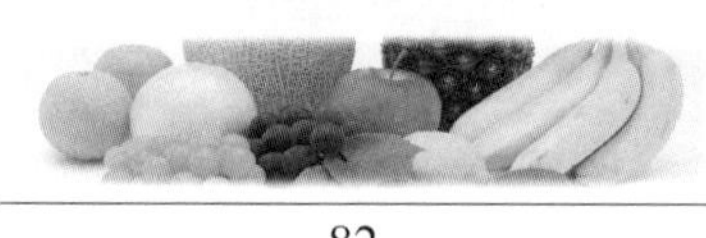

咖啡，喝越多越能提神？

進入期貨公司工作三個多月了，由於工作時間以晚上較多，白天能得到充分睡眠的時間也不多，長久下來，已經有如貓熊一般的黑眼圈。爲了提神，我開始喝咖啡，一天下來，有時喝了甚至超過三杯以上，但是效果好像不是很好；大家都知道喝咖啡能提神，但這是否也會因人而效果不同？

專家的話

咖啡中含咖啡因，能夠提神確是毋庸置疑的。但是是否會因人而產生不同的效果，倒是很有可能。一般說來，平時沒有喝咖啡的習慣，或本來就不易入睡的人，在喝了咖啡後，失眠的情況會更加嚴重。因爲咖啡中所含的咖啡因，有興奮作用，理所當然是睡不著覺了。

咖啡提神的作用不僅因人有差異，也和飲用量有關；根據實驗的結果，咖啡能夠刺激大腦提神，大概需要兩杯的分量所產生的效果最好；只飲用一小杯，或是飲用超過兩杯以上，效果反而就降低了。

您一次若只喝一杯，也許效果不大，不妨試試兩杯，不過若您一天之內飲用不只一次，那麼要注意可能會因此飲用過量。

咖啡有提神的作用，但因每個人體質不同，可能會有不同的症狀，像有的人會有失眠或產生心悸的現象，所以，有不適現象產生時，應避免飲用咖啡。

☆咖啡循環在體內時，可刺激大腦提神，且在飲用二杯時所產生的效果最好。但咖啡也因為是刺激性的飲料，會刺激胃酸的分泌，對胃潰瘍患者有不利的影響，應盡量避免。此外，對易失眠與飲用後會產生心悸的人而言，也當斟酌飲用或避免飲用咖啡。

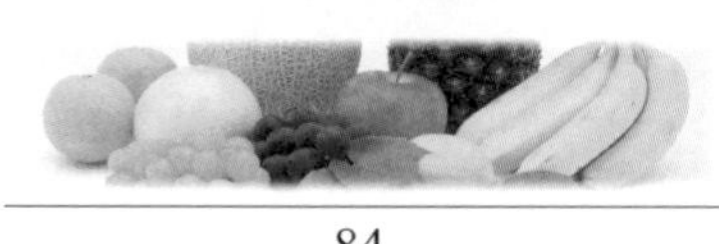

喝湯也有大學問？

我先生是個很挑嘴的人，尤其他愛喝所謂的「菜底湯」，一鍋新鮮剛烹調出的湯，往往提不起他的興趣，唯有等到一燉再燉後的「陳年老湯」，他才肯賞臉品嚐；他說湯要煮過很多次之後，才會入味。在我的觀念裏，任何東西放置久了，都會有變質、喪失新鮮度及營養分的可能，不知道飲用放置太久的菜湯，是否眞能「忠於原味」？它對身體會造成影響嗎？

專家的話

很多人的觀念都跟您先生所認爲的一樣，湯是越熬越入味，越燉越有營養，因此特別鍾意您所謂的「陳年老湯」。其實這個想法是錯誤的。

我曾經有個病人，告訴我說他患有長期「頭昏」症狀，且每日都覺得疲倦、欲睡；但一直未能發現病因。後來就從他日常生活習慣中去尋找線索，發現他有飲用放置過久的菜湯的習慣，而這也正是造成他上述毛病的主要原因。其理由簡單的說：就是「飲用久置菜湯，會造成血液中攜氧功能不佳，因而引起頭昏、疲倦等等症狀」。

因爲新鮮的蔬菜中含有大量的硝酸鹽類，煮熟後若放置過久，它會還原爲亞硝酸鹽，經胃腸吸收後進入血液中，會使血紅蛋白氧化成爲高鐵血紅蛋白，讓血紅蛋白失去原有攜帶氧分的功能。而當這個功能受損後，人會出現缺氧的狀態而有頭昏、欲睡、疲倦的症狀；嚴重的，還會有嘔吐、昏迷的現象發生。

您應該告訴您先生，陳年老湯飲用的影響，並且改變這種不良的飲食法，新鮮的菜湯不但營養豐富，而且容易吸收；久放的菜湯即使放置在冰箱，仍會變質，所以是不適飲用的。

☆菜湯放置過久，即使保存在冰箱中，也會變質。飲用久置的菜湯，會影響身體健康，出現缺氧現象而產生疲倦、頭昏，甚至嘔吐的症狀，應避免飲用。

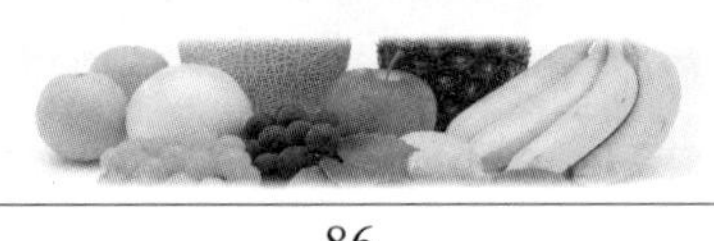

喝茶會使皮膚變黑？

鄰居陳太太非常愛漂亮，爲了保持皮膚的白皙，她很注重飲食，尤其拒絕一切會使皮膚變黑的食物。好比在做菜時，她寧可以鹽代替醬油，就是爲避免皮膚中過多黑色素的沉澱。最近，她竟然連茶也不喝了。原因是她聽說喝茶也會使人皮膚變黑，請問這個說法有根據嗎？

專家的話

喝茶會使皮膚變黑，這個說法是不合邏輯的。人的膚色會變黑是由於皮膚中的麥拉寧色素的沉澱。喝茶並不會使體內的此種色素增多；反而，因茶中含有豐富的維生素C，阻礙了麥拉寧色素的形成。由此可知，喝茶並不會使人變黑，若是有經年喝茶習慣的人還會因此變白呢！

另外還有兩種使皮膚變黑的因素，一是患慢性肝炎，但喝茶對肝臟並無害處，所以因患慢性肝炎而皮膚變黑，並非是由喝茶導致的。二是患了銅皮病，這種疾病與副腎皮質的消耗有很大的關係，會使人的膚色變得如同印第安人般，但是根據研究，喝茶具有強化副腎皮質的效用，所以應該會使皮膚變白，而非變黑。

由上述理由，我們可以知道，喝茶會使人變黑的說法是不正確的。您可以告訴您的鄰居，若是她想使皮膚變白，倒是應當養成喝茶的習慣，尤其是以喝綠茶的效果最佳，因爲綠茶中所含的維生素C量最多。

☆喝茶會使皮膚變黑的說法並不正確。相反的，茶中所含豐富的維生素C，會阻礙使人變黑的麥拉寧色素形成。所以，經年喝茶的人，不但不會變黑，還會變白！

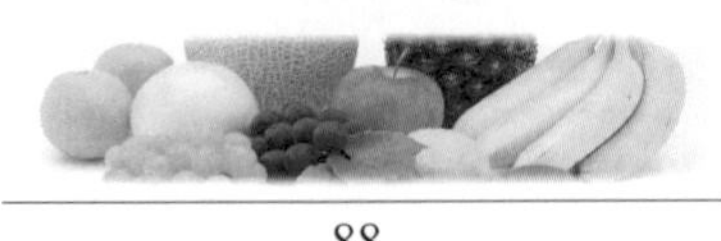

冷酒有害身體健康？

前幾天開同學會，多年不見的老友們高興之餘，相約到 PUB 去喝個過癮。但在點酒時，卻一直無法達成共識。原因是小林堅持要喝冰涼的酒類，其他人卻不同意；因爲他們認爲喝冷酒對身體不好。請問，喝冷酒眞的對身體有害處嗎？

專家的話

看來您們對「冷酒」對身體造成的影響，是只知其一，而不知其二。一般傳統的觀念中，冷酒比溫酒後勁大，是由於人的身體對冷酒中酒精的吸收速度較慢。簡單的說，冷酒必須在腸中被溫熱後，才逐漸地被吸收。正由於此因，通常一般人在飲冷酒時，不易察覺自己是否喝得過量了，待酒精被完全吸收至血液中，就發生宿醉的情況。

另一個理由是，因爲冷酒的口感較好、容易喝，不知不覺中會喝多了。所以，基本上一般人認爲冷酒較傷身，嚴格說起來，並非因爲冷酒的溫度低所導致，眞正的原因如前所述，是因酒精的吸收較慢，讓人在毫無察覺的狀況下，飲用了過量的酒。

☆喝冷酒較溫酒傷身，主要是因冷酒的酒精進入人體後，不會馬上被吸收，必須等到溫度較高時，才會逐漸被吸收至血液中。因此飲酒的人會不知不覺地喝了過量的酒，甚至引起宿醉，對身體產生不好的影響。所以只要喝酒能節制，就不會有問題了。

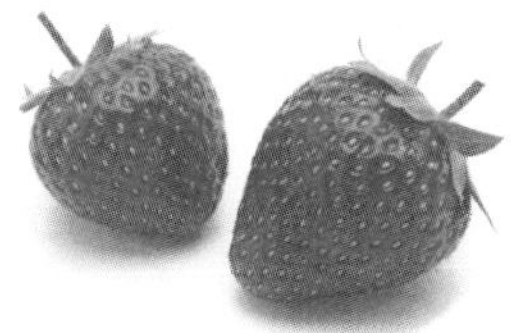

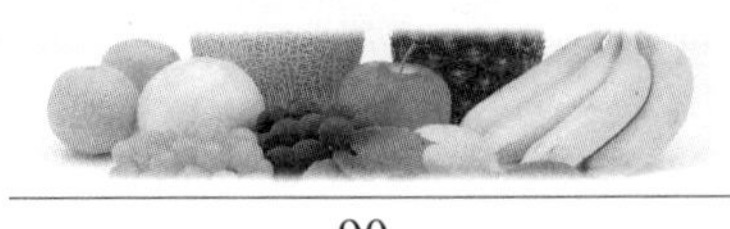

吃馬鈴薯，小心中毒！

我是一個單身漢，三餐是越簡單越好，所以我常買馬鈴薯來烹調，味美又能有足夠的熱量供給身體所需，但有時候一忙，就將買來的馬鈴薯放置在廚房，好幾天都沒去動它。有一次，一個朋友看到，便提醒我食用要小心，因爲若食用不當，會導致中毒，尤其是久置了的馬鈴薯。請問這是怎麼一回事？

專家的話

照一般的烹調方法，食用馬鈴薯並不易中毒。不過，馬鈴薯的芽含有生物鹼——茄砸（solamnin）。這是一種對人體有害的物質：一般去皮烹調，就不會產生問題；但若是將馬鈴薯久置，使它遇到太陽照射及紫外線，這種物質數量就會增加。茄砸最初是平均分布在馬鈴薯中，漸漸地會集中在綠色部分和芽裏，即使加熱烹調，也不會分解。這就是您朋友之所以提醒您的原因。所以，當您在食用馬鈴薯時，將綠色部分的皮削厚點，並將芽拔除乾淨再烹調，會比較安全。

若是誤食了茄砸，在二十四小時內毒性會發作，會出現精神不佳、噁心嘔吐，甚至發燒的症狀，這些症狀雖不致有生命危險，但食用時，仍需小心。

馬鈴薯的芽中除了茄砸，還有一種物質叫做「顛茄鹼」，吃下這種物質後二、三個小時，也會出現口渴、興奮、痙攣及發燒等症狀，不過，主要的毒性發作，仍是以茄砸爲主因。

☆馬鈴薯的芽有毒，因為它含有茄砸及顛茄鹼；人們若是誤食，會引起中毒現象，所以，在吃馬鈴薯時，要注意先將綠色部分及伸出的芽完全清除，再烹調食用！

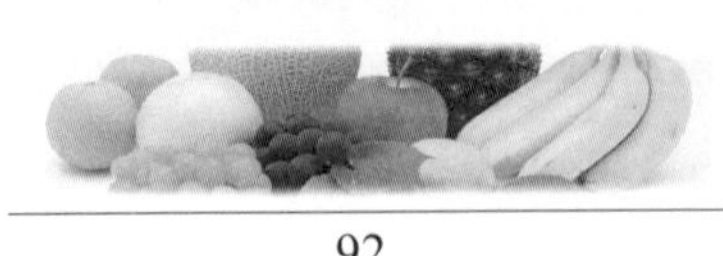

白米，越白越好？

昨天和小珍一起去吃自助餐，在點飯時，她建議我點糙米飯。她說糙米飯是健康食品，營養價值高；但我卻不這麼認爲，我覺得白米是去糠處理過的，較精緻也較乾淨，而且我聽說糙米容易生蟲腐敗。相較之下，不是應該吃白米較好嗎？至於對其中的營養概念，我就不明瞭了，請問我們倆的觀念，到底誰對誰錯？糙米的營養價值有比白米高嗎？

專家的話

您們兩個的說法之中，小珍的觀念是正確的。而您的看法可以說只對了一半。且看以下的分析：

糙米含有果皮、種皮、糊粉層等的米糠層，以及胚芽和胚乳。胚芽是其中最富營養成分的；胚芽米就是在精白的過程中，保留了富營養的部分，而只將米糠去除，白米則是去除米糠及胚芽。因此在營養上，糙米較胚芽米爲優，而胚芽米又較白米營養。

您所說的糙米較容易生蟲及腐敗，那是因爲糙米的營養較爲豐富，所以細菌繁殖快，相對的，白米則不易生蟲。食用糙米對身體有很多好處，對消除腳氣病、便祕很有效，而且還有防止自律神經失調、高血壓、動脈硬化，改善貧血、不妊症及慢性病的效果。

白米在處理過後，雖然較白，易煮食；但它卻也因在處理之後，營養分大量損失。以維生素B_1來看，糙米損失率是零，白米則會損失掉百分之七十之多。因此，並非越白的米越好，白米中幾乎是碳水化合物外，沒有其他養分。下次吃飯時，建議您改食糙米飯，它對身體眞的是好處多多喔！

☆米飯之中，以糙米的營養最豐，但它因保留了米糠層，所以較不易煮；胚芽米的營養成分居次，製作過程中除去了大部分的米糠，保有胚芽部分，可說是沒有糙米難煮的缺點，又保留了營養豐富的優點，值得多多提倡食用。

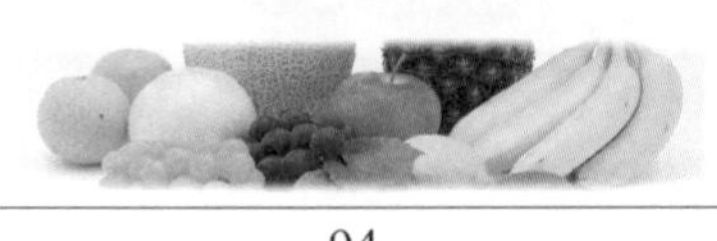

吃烏龍麵，腸胃容易發脹？

隔壁吳老伯是個標準的北方人，三餐少不了麵食，前些日子他的外孫爲他準備了烏龍麵，讓他換換口味。烏龍麵好吃又容易入口，吳老伯相當喜歡吃；不料這兩天，他卻因腸胃不適進了醫院，醫生說他是因爲吃多了烏龍麵而引起肚子發脹，要他少吃一些。吳老伯吃了一輩子麵食，都沒有這樣的情形發生，爲何唯獨吃了烏龍麵會如此呢？

專家的話

愛吃烏龍麵的人發生像您鄰居這種情況的不在少數，主要的原因是烏龍麵好吃又順口的特點。由於它口感好，容易入口，所以會令人有不知不覺便食用超量的情況。當您吃烏龍麵感到八分飽時，往往已經過量了，最好是吃到半飽時，就該放下筷子。尤其是對肚子特別容易發脹的人，食用時更要注意。

烏龍麵口感佳又易食，有些人在食用時，乾脆呼嚕地一吸就下肚，這是不對的，因爲即使它麵質柔軟，也都必須經過細嚼慢嚥，才能與唾液充分混合，達到利於消化吸收的目的。所以，吃烏龍麵時，千萬不要狼吞虎嚥；下次吳老伯吃烏龍麵時，您可要提醒他。除此之外，還要注意，不要一次食用過量囉！

☆吃烏龍麵，半飽為宜，否則易引起肚子發脹。此外，經期中及產後婦女，不要吃冷了的烏龍麵，一定要熱過之後再吃，避免身體受寒。對於有高血壓、抵抗力差、神經衰弱、容易疲勞的人，在食用時，請勿加過多的辣椒、生蔥、芥末等具刺激性的調味香料。

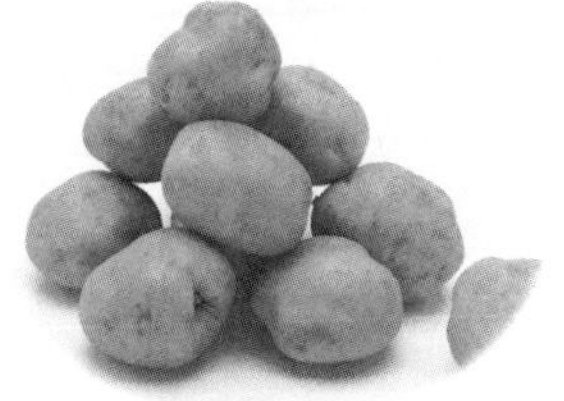

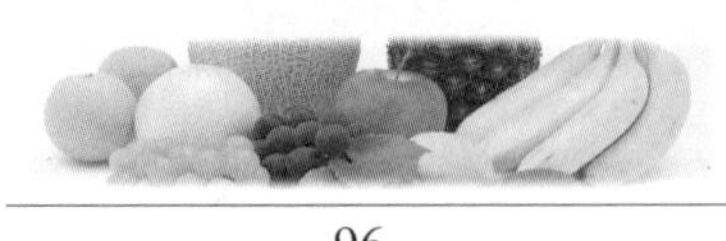

麵包、麵條的營養較米為高？

我小姑數年前就將她的孩子送到美國去讀書，她的孩子一到美國，就像吹氣球般長得又高又壯。每次小姑回娘家來就直跟我誇讚吃麵包及吃麵食類的好處，說麵包營養成分比米飯高，要我給我們家「大頭」多吃麵包，這樣才能像她的小孩一樣長得高又壯。我聽了心裏頗不是滋味，可又無法反駁她的說法。請問麵包、麵條的營養眞的較米飯為高嗎？

專家的話

一般人常誤會麵包、麵條等的食品營養價值較米飯高，其實麵粉及米的主要成分都是澱粉，而米中的蛋白質品質還較麵食為優呢！

您小姑的孩子去了美國之後。變得又高又壯，不完全就是麵食的功勞。因為在用膳時，麵包常會佐以其他食物一起吃，像沙拉、肉類等配菜，即使是在早餐，吃麵包也要配上奶油、果醬之類的副食。而這些食品，往往熱量、脂肪都相當高，正在發育中的小孩若常吃這些食物，自然就吸收得多、長得快。

事實上，米飯配上營養豐富的菜餚，其營養絕不會輸給西式的餐點，除此之外，它還能避免攝取在果醬、奶油、沙拉中過多的脂肪、熱量及糖分。所以您小姑的說法是毫無根據的。

現在的小孩，常因吃了過多的西式麵食，像漢堡包之類的食品而造成過胖的現象，這樣對身體並沒有好處，甚至有小孩因此患了孩童的糖尿病、高血壓等疾病，您要提醒您小姑注意了。

☆麵食、麵條和米飯的主成分皆為澱粉；常有患糖尿病及高血壓的人認為不該吃米飯，但可以改吃麵包，這種說法亦毫無根據。

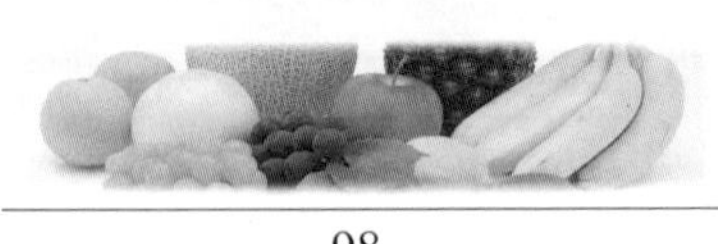

醃漬物，少吃爲妙？

我室友是一位韓國僑生，自從和他「共室」之後，眞是領教到了韓國人能吃泡菜的本領。似乎一天沒有泡菜，就吃不下飯，他每次買泡菜回來，就會請我一起享用，久而久之，我也愛上這玩意兒，每次回家都會要求母親做些醃漬泡菜，但母親卻告訴我說醃漬物不可以多食，因爲醃漬的食品吃多了會對身體有影響。請問這種說法是否正確？

專家的話

您母親的觀念有些偏差。醃漬物之所以會被一般人認爲對身體有不利的影響，主要是在醃漬的過程中放了大量的鹽；而常吃這種醃漬物，會使人體吸收了過多的鹽分，導致疾病發生。但鹽分高，是可以由吃法或醃漬法來改善，使其鹽分減少。所以，這個缺點是可以避免的。

事實上，醃漬食品是相當有益健康的。因爲在醃漬蔬菜的過程中，不會像烹煮或加熱蔬菜時，造成其中養分的大量流失或被破壞；醃漬物不會損及蔬菜的風味，且營養成分損失也少。

蔬菜中多含有維生素A與C，醃漬物可以保有這些營養成分，尤其對維生素C含量的保持，最具效果。因爲酸可以防止維生素C的分解。不僅如此，醃漬物的酸，還可以使體內的碳水化合物或脂肪燃燒的作用順利進行，能消除疲勞，提振精神。再者，因爲蔬菜含有鈣、鉀等無機鹽類，做成醃漬物可將這些成分直接攝取，可以強化骨骼與牙齒。

在製作醃漬物時，常常都會放入蒜頭、辣椒、薑等辛辣香料，而這些香料口感強烈，會刺激食欲，使內分泌旺盛，也是有利於健康的。

您的母親在做醃漬物時，只要記得勿加入過多的鹽，就不會對身體造成影響，而您們也都可放心盡情的享用這「健康又美味」的食物了。

☆醃漬物是相當有益健康的食品，因為它能保有蔬菜在烹調過程中被破壞或流失的營養成分，而其中的酸對人體內的循環也很有幫助。唯獨要注意的是在醃漬過程中，不要放過量的鹽，以免使人攝取過多的鹽分而導致疾病。

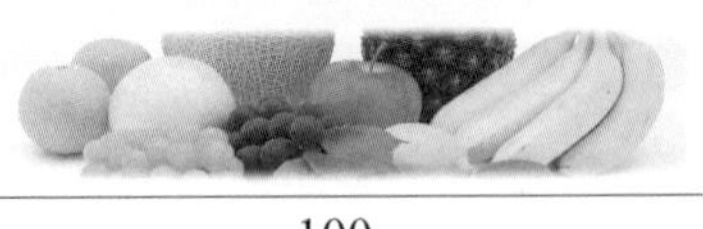

服用阿斯匹靈有無禁忌？

若是患感冒時，我不太喜歡上醫院，總是到西藥房買成藥來吃；現在的感冒成藥種類很多，在選擇時往往令我難以抉擇，有的藥標榜「不含阿斯匹靈」；但據我所知阿斯匹靈是很好的止痛藥，那麼爲什麼在成藥中，以「不含阿斯匹靈」做爲其號召？難道服用阿斯匹靈也有禁忌嗎？

專家的話

阿斯匹靈的確是效果良好的止痛藥，甚至有些人長期服用。同時，有些報導還指出：服用阿斯匹靈有避免血栓塞的作用，是對身體有益的。阿斯匹靈雖有其好處，但服用者仍需注意，它還是有許多服用上的禁忌。您所見到坊間的成藥之所以不含有阿斯匹靈，就是要提供給那些不適合服用的人另一種選擇。以下就是服用阿斯匹靈的禁忌，提供您參考：

一、腎功能有毛病的人，不宜服用；因它對腎臟會有所損傷，易引起尿蛋白、血尿，甚至出現急性腎小管壞死。

二、孕婦產前二～三週內切忌服用，因其可能導致胎兒顱內出血；若長期服用，易導致延遲分娩。

三、缺鐵性貧血者忌用。因阿斯匹靈分解時會阻礙體內對鐵的正常吸收。

四、阿斯匹靈忌與下列藥物同服：維生素B_1、荷爾蒙、消炎劑，如同時服用會引起強烈的刺激作用，對消化道十分不利。

五、消化道有毛病如潰瘍患者，忌服本藥。它對胃、腸都有刺激作用。

六、希望解除血栓塞而長期服藥的人，若是出現耳鳴、嘔吐、暈眩、頭痛、視力減退、虛脫等症狀，必須馬上停止服用，因爲這是中毒的現象。

以上所述就是服用阿斯匹靈的禁忌，您若是無以上的病症或不適宜的情況，那麼就可以放心服用含阿斯匹靈的藥物。

☆阿斯匹靈是常用的止痛藥，效果廣且療效佳，甚至有些人長期服用以解除血栓塞。雖有如此好處，它還是有許多的服用禁忌，服用者必須先視自己是否適宜再決定服用，以免產生不良影響。

西藥服用禁忌知多少？

媽媽的身體不好，最近上醫院拿了一堆西藥，由於她一向是服用中藥，熟知服中藥的禁忌；現在面對這些西藥，她除了知道是飯前還是飯後吃的之外，其餘一概不知。她問了很多朋友，也都不太清楚服用西藥是否有禁忌，這令她每次在服藥時都很苦惱，請問服用西藥有哪些禁忌呢？

專家的話

服用西藥的確是有禁忌的。不過一般人都不太清楚，因爲西醫通常很少告知病人這個問題，最多是告知在飯前或飯後服用而已。

西藥服用的禁忌，是依服用的藥物不同而有不同的忌口食物。以下，我就爲您介紹一些常用藥物的禁忌：

一、減低藥物副作用：許多西藥，都有副作用，如止痛藥、安眠藥、抗生素、治高血壓藥、冠心病藥、頭昏藥、抗過敏藥……。要減低它們的副作用，服用時，一律忌飲酒。

二、減低藥物的毒性：有些藥物毒性較強，在服用時若不愼，會引起毒性強化，造成反作用。如：服用降高血壓藥，要忌蠶豆、扁豆、奶酪、巧克力、葡萄酒及啤酒；這些東西含有豐富的酪安，吸收太多，會引起上述藥物毒性增強，十分危險。

三、影響藥物吸收：某些食品中的成分，易與藥物中的成分結合，因而降低了藥效。所以服用抗生素要忌牛奶、奶酪；治貧血藥：忌菠菜和茶；服用維生素C：忌豬肝；服用喉糖時，不可以馬上喝水。上述的禁忌，都是因爲食品中的某些成分會降低藥效，服藥者在服用上述的藥物時，必須特別注意。

由以上看來，我們可知服西藥與中藥一樣，必須注意服藥的禁忌，這些資料提供您母親做爲參考，在服用藥物時，知道何種食物會對藥性或藥效造成影響，並避免不當的服用。

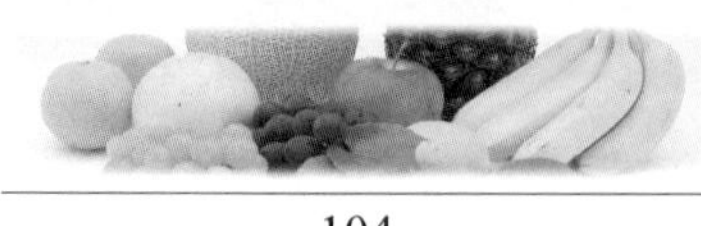

止痛藥可以常服用嗎？

我太太的身體不好，時常不是這兒痛就是那兒痛，因此養成了吃止痛藥的習慣，對她來說，止痛藥似乎成了萬靈丹，頭疼醫頭，腳疼醫腳，我時常提醒她，身體若有疼痛，必須找出病因，但她都不予理會，認爲只要吃了止痛藥，不痛就萬事ＯＫ。請問常吃止痛藥會不會有副作用？

專家的話

止痛藥的效用是短暫的，而且只能治標，並不能解決眞正的病源。當然，它的效用很廣，無論是頭痛、肌肉痛、腰痛、胸痛、關節痛都會用上它，而且均有一定程度的止痛效果，所以您太太才會這樣依賴止痛藥。

雖說如此。我還是要提醒您太太，身體上無論哪一種痛都代表一種訊號，是身體內臟或表面病理的一種警訊，必須要小心找出病因，並根除它。唯有如此，才能徹底的消除疼痛。而且，止痛藥若長期服用，會對身體造成嚴重的影響，如果吊以輕心的話，延誤了原來可以輕易治癒的毛病，反而演變成嚴重的疾病。

長期的服用止痛藥，還會使人依賴上癮，不知不覺中對身體造成傷害。臨床上發現：長期服用止痛藥的人有可能引起質性腎炎，出現血壓上升，夜間小便增多的現象。在對消化系統方面的影響更明顯，通常會出現食欲減退，胃脹的症狀；另外，對肝功能也有不良的影響，也有人會出現再生障礙性貧血、過敏等症狀。

所以，還是再次提醒您太太，止痛藥雖具療效，但絕對不可以濫用，而且忌長期服用。除此之外，如果說服用了超過三次以上，疼痛仍復發的話，應立即停止服用，並請醫生找出原因爲佳。

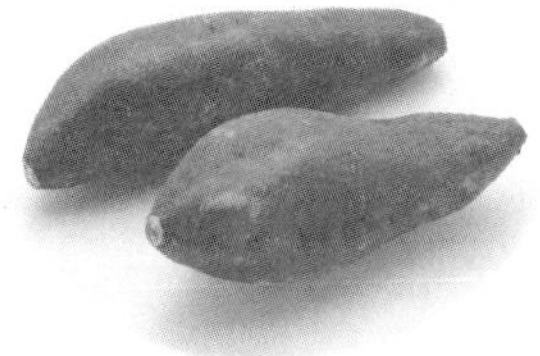

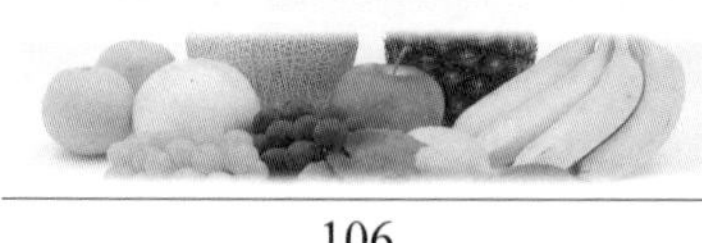

維他命，吃得越多越健康？

小虎的女朋友是個很愛美的女孩子，三天兩頭就聽她嚷嚷著要節食，每次大夥一起吃飯，她總是啥也不吃；我問她這樣身體怎麼吃得消？難道不會引起營養不良？她從背包裏拿出數種大大小小的維他命丸，告訴我說，吃維他命就能補充養分了。她似乎將維他命當作「補品」來食用，請問服用維他命不需節制嗎？難道眞的是多多益善？

專家的話

根據臨床的研究，不同的維他命對身體有不同的益處，除了是人身體機能所需之外，某些維他命對特殊的疾病還有著顯著的療效呢！但這並不表示它可以隨意的服用，像小虎的女朋友這種做法是不對的，且會傷害身體。

雖然維他命的益處很多，但它絕不是「食療補品」，很遺憾的是國內對維他命的販賣並未嚴格管制，在超市、藥房都容易買得到，導致很多人認爲它是「和平」劑，多服無礙。這是錯誤的觀念，即使維他命有許多好處，在服用時，仍是需依照醫師指示，以免造成不良影響。

若是服用了過量能溶於水的維他命，它可從尿液中將多餘的劑量排出，對身體不致造成太大影響，例如維他命C、B及葉酸等。但有些維他命是屬於脂溶性的，它們會貯存沈積在體內，如服用過多，甚至會引起中毒。

例如維他命A過量，會引起蓄積性中毒，出現長期、嚴重的頭痛，有腦內壓上升的現象。此外，還會出現食欲不振、腹瀉、虛弱等症狀。脂溶性維生素除了A之外，還有D、E、K三種，在服用時，都要特別注意。

像小虎的女友這樣的服用法是不正確的，減肥的最好方式是多做運動，消耗多餘的熱量脂肪，飲食一定要均衡，像她這樣濫服維他命，可是會出問題喔！

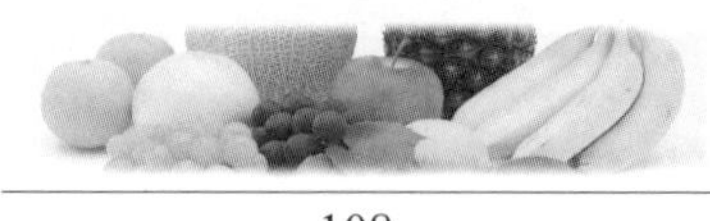

藥，一定得在飯後吃？

最近我患了感冒，拿了好多藥，每次服用的時候，媽媽就問我吃過飯了嗎？若是還沒吃，她就不准我吃藥，她說藥物都是飯後才能服用，否則會傷胃。我倒是不在意這麼多，認為什麼時候吃都差不多，但是她總堅持不可空腹吃藥。所以她常會為了服藥，總先煮些點心來吃，或是等到吃完飯才肯服用，請問服藥眞的是有這樣的禁忌嗎？

專家的話

服藥與飲食的確是息息相關的。不過，這是依您服用的藥物來決定是在飯前或飯後，並非所有的藥都是在飯後服用。當然也有一些藥物只要固定時間服用即可，與三餐無關。

通常，增進食欲的藥、治療心血管疾病的藥、鐵劑及鈣片，最好都在空腹時服用。如此，才有增進食欲的效果；鐵和鈣在空腹時，也較容易形成離子狀況，有利吸收。但空腹服用藥物，的確刺激性較大，若出現噁心、嘔吐的現象，就要改以其他方式來服用了。

有少數的藥，需邊吃飯，邊服用，如：降血脂及降磷的藥，是利用進食時，使藥物和食物內的脂肪及蛋白質充分接觸，在被胃壁吸收前，藥與食物已相連結，達到降低血脂及降磷的效果。

一般說來，大部分的藥物，飯前或是飯後吃影響並不大。唯止痛類的藥物，因對腸胃刺激性較大，以飯後服用爲宜。

您所服用的藥若是較具刺激性，或是您的腸胃出現不適的狀況，那麼您就飯後再服用。總而言之，服藥是依照您所服的藥物與自己身體的狀況來評量。

☆藥物依藥性的不同，服用的時間也不同。並非所有的藥物在飯後服用都是好的。除了一些特定的藥物有時間限制外，其餘大部分的藥，服用者可衡量自己的身體狀況、腸胃的適應程度來調整服用時間，一般說來，依照醫師的指示服用是較好的。

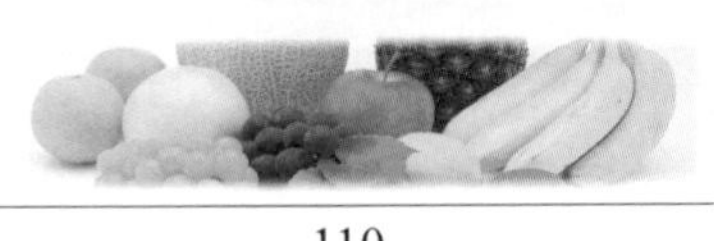

鈣質吃多了易得結石？

老爸由於上了年紀，我們擔心他會發生骨折及骨質疏鬆症，所以常提醒他多吃富含鈣質的食物。多年來，他也有服用鈣片的習慣，但最近他檢查身體，發現有腎結石，醫生說八成以上的結石成分是鈣，這不禁令我們聯想到是否是因爲鈣質的攝取增加，而引起腎結石，請問這其中是否有關聯？

專家的話

雖說八成以上腎結石成分是鈣質，但是這與攝取的鈣質並無關係。所以您不必擔心，反而在研究報告中證明：多攝取鈣質，會降低腎結石的發生。

引起腎結石眞正的原因，是體內草酸及尿酸、鹽分過高，而每日的尿量若少於一五〇〇CC就容易復發；而鉀離子及鈣離子多攝取，能減低其危險性。

百分之七十的結石是發生在四十歲以後、六十歲以前，所以對中年及銀髮族來說，更要努力實行「多吃鈣、防結石」的飲食法，所以您應該讓您父親繼續維持多攝取鈣質的習慣。

除此之外，要防止結石，還要注意平日飲食要清淡，少吃肉類；攝取足夠的水分，平均一日內，最好飲用二五〇〇CC白開水，如此一來，就能將患結石及復發的機率減至最低了。

☆多攝取鈣質並不會使人易患結石，相反的，攝取鈣質會降低其發生率。鈣質對人體的骨骼有益，多攝取可防止骨折及骨質疏鬆症，老年人應特別注意鈣質的補充。

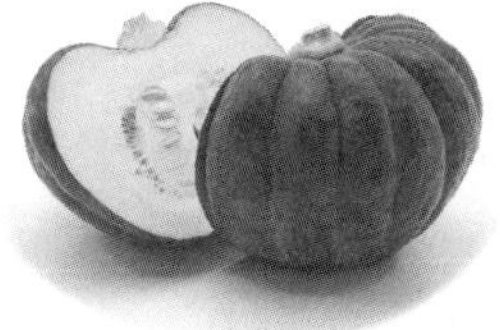

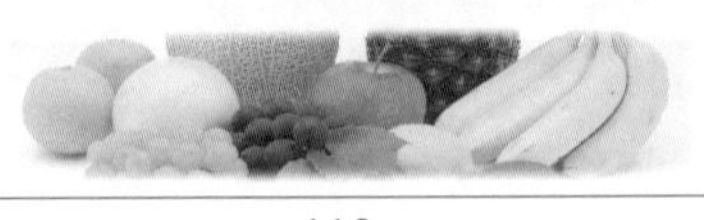

多吃鐵劑多補血？

珍珍今年要升國中了，吾家有女初長成，我這個做媽媽的不禁開始擔心煩惱起來；她已經開始有生理期，因此我總想爲她多補補身體，免得日後有貧血的煩惱。我試過許多食療法，爲她烹煮一些補血的食品，但看不出成效，鄰居張太太跟我說，何必這麼麻煩，買瓶鐵劑給她服用就可以了，請問吃鐵劑對補血有效嗎？該吃多少呢？

專家的話

女性的月經是正常的生理現象，在經期時，固然血液會流失，但只要日常生活飲食均衡，攝取足夠的鐵量，就不會有貧血的情況發生。

如果眞的患有缺鐵性貧血，也必須經由醫師診斷，確定後再補充鐵劑較好。而且，鐵劑的服用最好由醫師指示，因爲若是服用過量，會引起中毒。您可知曉，一個小孩只要一次服八顆鐵劑就會有生命的危險，所以母親在給小孩子服用鐵劑時必須特別注意，以免誤食，產生悲劇。

對大人來說，即使誤服不會有危險，但也會對身體造成嚴重影響，因過量的鐵劑會積存在肝、心、胰臟，造成心臟病、肝硬化及糖尿病等疾病。

您可以食補的方式爲您女兒補充鐵量，食物中含鐵最多的是動物的肝和心、內臟、蛋黃、核仁、核果及牡蠣。而在食用這些食品時，不妨也同時攝取些維生素C，因爲維生素C能增加鐵劑的吸收。若非必要，是無需服鐵劑的。

☆貧血的人服用鐵劑，必須依照醫師的指示。服用鐵劑時，要避開飯中或飯後，最好是飯前；並且要避食胃乳、胃片、鈣片、降血脂藥及四環抗生素，以免妨礙吸收，影響效果！

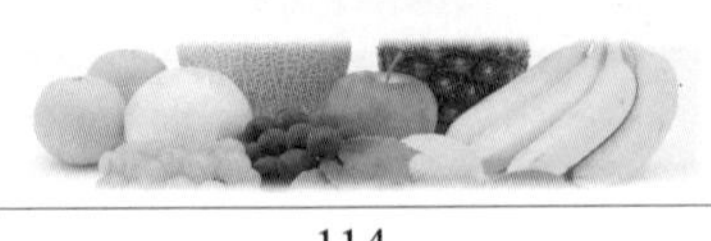

潤喉糖是最佳的喉痛特效藥？

最近同事大夥似乎迷上唱KTV，只要有空，大家就相約去唱個過癮；每回下來，最可憐的就是我的喉嚨了，又乾又澀，有時還會痛，後來，每次去唱，我就不忘隨身攜帶喉糖，可是似乎功效不大；潤喉糖，不是喉痛最佳的特效藥嗎？如果不是，吃什麼最有效呢？

專家的話

喜歡唱KTV的朋友，大都有跟您一樣的苦惱，有人隨身攜帶喉糖，有人大口地喝茶，似乎都無法免於喉痛，甚至有人第二天還會嚴重的「失聲」。其實，最能發揮治療喉嚨痛的特效藥，不是喉糖而是酸梅。

在KTV唱歌過多，喉嚨容易乾燥，一旦乾燥又沒有即時停止，就容易產生喉痛，而這時，酸梅最能發揮效果。這是因為「望梅止渴」的道理，一般人只要看到酸梅，就會滿口發酸而分泌唾液，而產生了意想不到的功效。

此外，口中若是乾燥，唾液能殺菌的能力自然減低，罹患感冒的機率大增。此時若將酸梅送進口中，霎時就會產生唾液，不僅能解決乾燥的現象，而且酸梅也具有殺菌的能力，又能預防感冒，可謂一舉兩得。

KTV喉痛症候群雖不是大毛病，但也不可因此忽略它，因爲若長久不加以理會，又唱歌過度，就會讓您的聲帶長息肉，愛唱歌的朋友不得不注意。

☆在*KTV*縱情歡唱時，如果喉嚨乾澀疼痛，來一粒酸梅最有效。因為酸梅會加速分泌唾液，因此能解決喉嚨乾燥的問題，並能殺菌、預防感冒；愛唱歌的人不妨試試這個妙方。

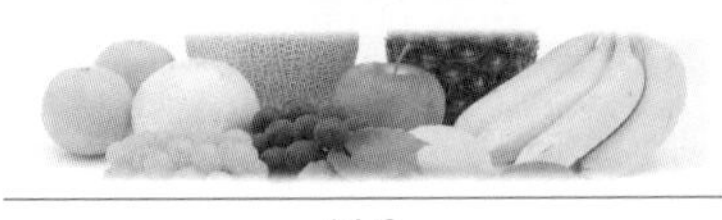

維他命宜在白天服用？

前一陣子，我一位做直銷的朋友推薦我買了許多的維他命，我礙於情面，花了不少錢。吃這些大大小小的藥丸有一個多月了，可也不覺得有什麼效果；最近常看到電視廣告也不斷地宣傳：「疲倦的話，來粒維他命……」，爲什麼我服用維他命卻沒有如此的效果呢？是否與服用的方式有關係？

專家的話

維他命確是人體不可或缺的營養素，對調整身體機能有重要的功效。不過您若是不知正確的攝取量及適當的服用時間，那麼並無法對身體產生最好的效果，這對您的身體或是金錢而言，都是損失。

基本上，您所服用的維他命，只要不過量，並不會對身體造成不良的影響；不過，依照您所服用時間的不同，它所產生的效果就會有差別。而服用維他命以夜晚較具有效果。

曾經有服用維他命丸的人，可能都有這樣的經驗：就是在尿液中會有維他命的味道。這是因爲多餘的維他命，會藉尿液排出體外，排出以後，就沒有蓄積的作用，因此不能被身體吸收。那麼，較有效的服用方法，就是要考慮到排尿次數的多寡，加以服食。一般而言，夜晚較白天的排尿次數少，因此，維他命應在晚上服用較具效果，因爲藉尿液被排出的可能性也較小。所以，下次您可以試試在晚上服用維他命。

☆維他命在夜晚服用較白天有效，主要是因晚上的排尿量較少，維他命不會因此流失掉，而使得身體多吸收一些。除了適時服用外，服用者還要注意適當的攝取量，以免服用過多反而對身體造成傷害！

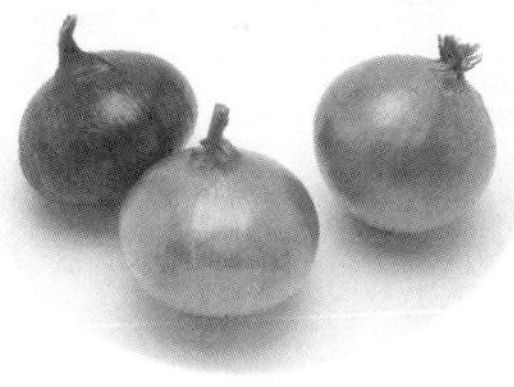

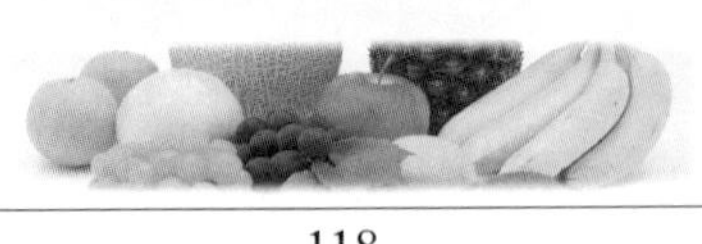

鈣質會使骨骼強壯?

最近在幫兒子買營養食品時，才注意到許多的商品上都刻意寫著斗大「含鈣」的字眼;也常常聽到人家說:「小孩子要多攝取含鈣質的食物，骨骼才會強壯」。愛子心切的父母們都對這些產品趨之若鶩，我也不例外，但我不禁有些懷疑，要使骨骼強壯，只要攝取鈣質就行了嗎?是否有其他的營養成分也是該注意的?

專家的話

您的考慮的確非常週到。骨骼中含有鈣質——這已是一般的常識;所以做父母親的，都會希望孩子們多吸收些鈣質，幫助他們骨骼的發育。雖說鈣有助於骨骼強壯，但只讓孩子攝取鈣質，骨骼就能變得強壯嗎?答案是否定的。

因爲骨骼的構造中，最重要的兩部分爲鈣及蛋白質。如以鋼筋混凝土來比喻，鈣就是混凝土的部分，而蛋白質就是骨骼中的鋼筋部分。所以，要骨骼發展的好，不只是鈣質要足夠，蛋白質的攝取也同等重要。試想，建築物若是只有混凝土而缺少鋼筋，那是何種景況？

但是一般人談到增強骨骼，大半只聯想到攝取鈣，而忽略了蛋白質成分，結果，骨骼仍會老化。因此，爲了您的孩子骨骼強壯，除了鈣質的補充之外，平日還要注意蛋白質的攝取。

☆要使骨骼強壯，除了補充鈣質之外，還要注意蛋白質的吸收。因此，吃「小魚」是最能一舉兩得的方法，因為小魚通常骨都能吃，不僅攝取了鈣質，還吸收了蛋白質，是最佳的強骨飲食選擇。

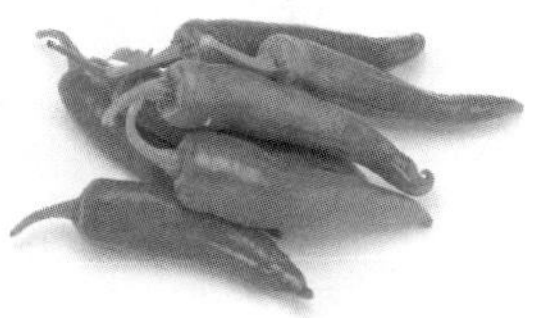

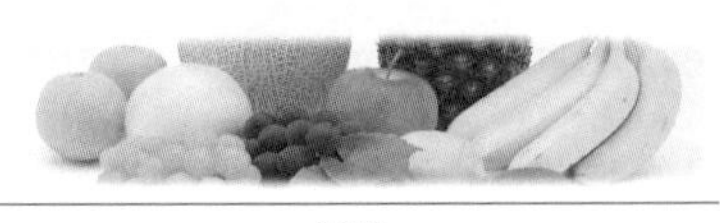

餵母乳的母親易得骨骼疏鬆症？

我最近剛生產完，並親自餵母乳，我聽過許多餵母乳的好處，所以，也積極鼓勵我那也即將生產的好友，產後哺育母乳，並以自己做最好的典範。不料她卻提醒我，餵母乳對母體並非完全無害，像鈣質的流失，就是相當嚴重的問題。這不禁令我有些擔心，請問這是眞的嗎？有無彌補之道啊？

專家的話

哺育母乳造成鈣質流失，的確是許多親自餵母乳的婦女所擔心的問題。但事實上情況並不如您們想像的嚴重，您以及您的好友無需過於擔憂。

在母乳中，每一百克就含有三十二毫克的鈣，而嬰兒在前四個月每天會吸收二五〇毫克的鈣量，有些母親就會擔心這樣會流失鈣而無法補足。事實不然，在南卡羅萊醫學院所做的針對一一〇位產後餵母乳的婦女的骨質報告中，發現哺育母乳在六個月內鈣質的流失並不存在，但哺育超過六個月以上，就有百分之五的鈣質流失；但在追蹤一年之後，又全部恢復正常。

所以，哺乳的母親們無需太擔心，鈣質即使會流失，一年內仍可以恢復正常的鈣量。您與您的朋友願意哺育母乳，對自己或是寶寶都是有益處的。

☆哺育母乳，對下一代有很大的裨益，但有些母親卻擔心會因此流失鈣質，事實上這是無需擔憂的，因為餵乳超過六個月以上，才會有百分之五的鈣質流失，而且在一年之內就會恢復正常；當然，您若是產前骨中鈣質存量越豐富，就更無需擔心了。

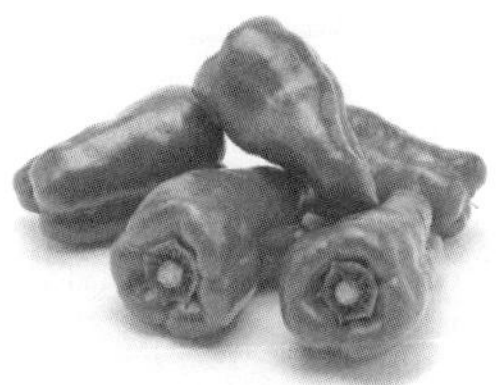

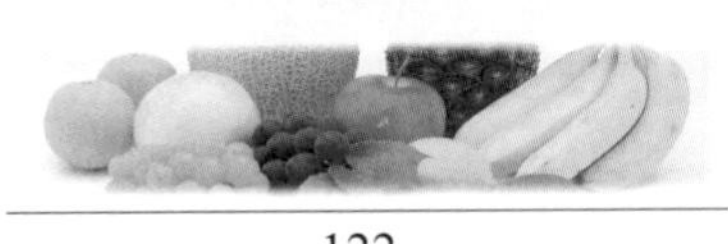

菠菜是小孩的最佳食品？

卡通影片裏，大力水手只要吃了菠菜，就力氣百倍，因此我常拿它做例子鼓勵我孩子吃菠菜；孩子的確因此肯多吃些；但這些日子以來，他卻出現疲倦、厭食、消瘦及易怒的現象，外子問我是否他日常飲食不當？而我也找不出眞正的原因，直到前幾天孩子突然問我：「媽媽，妳確定大力水手是吃菠菜嗎？」我才想到這陣子他吃了大量的菠菜，這是否與他出現的症狀有關係呢？

專家的話

如果您的孩子出現的疲倦、厭食等症狀，檢查並無其他原因，那麼，的確有可能是食用了過多的菠菜所引起的。大多數的人都認爲菠菜是營養豐富的蔬菜，但事實上，對於發育中的孩子，吃太多的菠菜，會有不好的影響。因爲在兒童發育期間，骨骼與牙齒都需要大量的鈣，可是若長期食用菠菜，菠菜中的草酸與身體內的鈣質會結合成爲草酸鈣，而使孩童無法吸收到鈣，影響發育；嚴重時，還會發生佝僂，值得家長們多加注意。

此外，有些家長還認爲，菠菜富鐵質，所以是補血的好食品，因此當孩童有貧血的狀況發生時，就讓孩子多食菠菜。這也是錯誤的，孩童貧血反而更應忌菠菜才對。原因是菠菜中的鐵質，在兒童體內很難被吸收；其中豐富的草酸又會和鐵結合，成爲沉澱物，身體無法吸收，對治療貧血並無功效。

您的孩子的症狀，可能已經有缺鈣的現象，您應多注意他的鈣質的吸收，並減少菠菜的食用量才是。

☆一般成年人若貧血，可多吃菠菜；但孩童及嬰兒就不適合，會使骨骼及牙齒的發育造成不良影響，應避免。

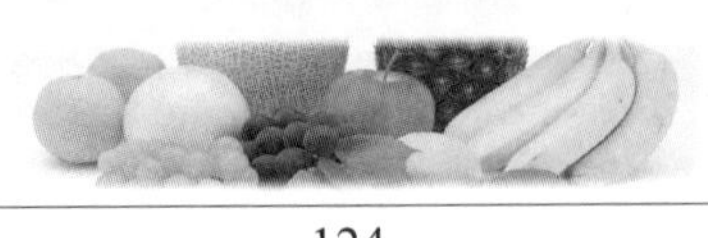

老人不宜食用油膩食物？

我是一個幸福的老人，如今已過耄耋之壽，身體還十分硬朗；對於吃東西，我並不十分忌諱什麼；日前，我發現兒媳婦與兒子竟然爲了該讓我吃什麼吵了起來，一個建議該吃清淡，一個又說該多吃油脂食物，弄得我也胡塗了，我知道他們都是一片孝心，但至今他們仍未有共識，到底像我這樣年紀大的人該吃清淡或是油膩的食物呢？

專家的話

像您這樣身體硬朗的老人家，是無需忌諱油脂食物的。雖然說，一般人總認爲老年人胃的收縮性能、消化力以及消化液的分泌都降低了，不應當吃太油膩的食物；其實油脂食物對老年人並無害處，您絕對可以安心的食用。

只要老年人身體尚硬朗，即使年歲稍大，仍可以吃油脂食物，特別是脂溶性維生素A、D、E，有益於增長壽命，是老年人的健康食品喔！

但在進食時要注意的是，動物性脂肪的攝取不可過量，因動物性脂肪含有較多的膽固醇，若攝取過多，容易導致動脈血管硬化，所以應盡可能少吃牛、豬、雞等肉類。因此，可以植物油來取代動物性油脂，這樣就可以避免膽固醇過高所帶來的危機了！

☆老年人只要身體健康，還是可以安心的吃油膩的食物；油脂食物中，尤以脂溶性維生素A、D、E對老年人最有益。若有膽固醇過高的疑慮，或是素食者，則可以植物油來取代動物性油脂。

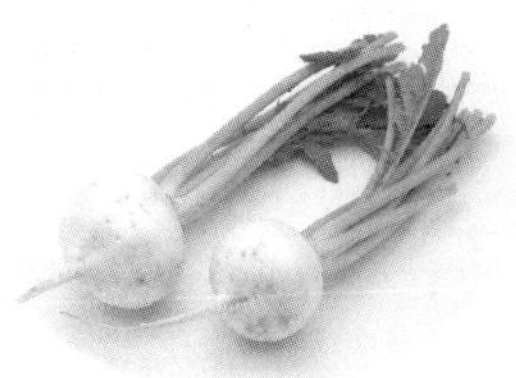

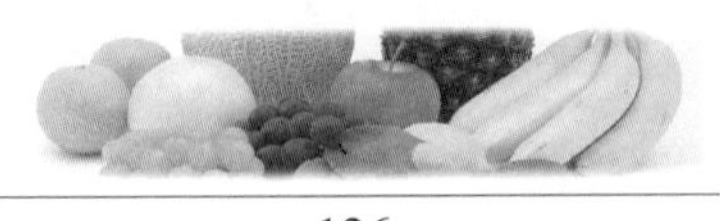

蔬菜生食，最適合婦女？

做爲一個男孩子，我只能說：「我眞的不了解女孩子。」光是飲食的習慣，就令我拍著腦袋也想不透；每次跟女朋友出去吃飯，她總是挑生菜沙拉，數年如一日，原因是她認爲蔬菜最適合生食，這樣營養不會流失，且有美容、健身之功效，請問生食蔬果眞是如此「健康」嗎？

專家的話

蔬菜生食有其好處；您女友說得沒錯，有一些蔬菜中的營養成分，若被烹調或加熱就會被破壞而流失，以致於人體無法吸收到。但這也非絕對，且多半是因烹調方法不當所致。所以您女友也無需矯枉過正，再說，生食蔬菜未必是最適合女性美容及健康的飲食法，吃多了，仍舊會對身體造成不良影響的！

生菜屬寒性，若是食用者體內有火氣時，吃生菜則有助於消除火氣，但是若每天都吃，就有可能使身體傾向寒性。身體若是太寒，會喪失全身的火氣不說，有時會有腹瀉的現象，通常女性的身體屬寒性，因此愛吃生菜的女性朋友，不得不特別注意。如果碰到這樣的情形，最好的方式就是食用熱性的食物，如鯉魚湯等，以恢復全身的氣力。

另外，生吃蔬菜，還有一點必須注意的是對脂肪及蛋白質的攝取會較缺乏，因爲它沒有油脂及肉類，其中所含的脂肪僅有百分之一，蛋白質僅百分之二；所以，您女友愛吃生菜的話，也不可忘記營養攝取的均衡喔！

☆蔬菜生食過多，會使身體傾向寒性，嚴重者會有腹瀉現象，食用者必須注意；此外，只生食蔬菜，會使脂肪及蛋白質的吸收不足，所以愛吃生菜者，必須注重平日飲食的均衡，補充所缺乏的營養分。

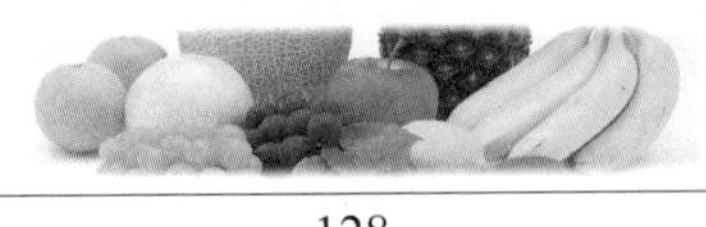

人人皆適合食用生番茄？

說我家的「女人國」是名副其實的「番茄族」，眞是一點也不爲過；可憐的是我們這群男生，我和我老爸每天都要被說服吃生番茄，因爲老媽說吃生番茄養顏、美容又助消化，是健康食品的不二選擇。但最近我每次吃完生番茄就有噁心的現象，請問爲什麼會這樣？生番茄眞的人人都適合吃嗎？

專家的話

把番茄當作美容聖品，拿來生食並沒有什麼不好，往往愛美的小姐們將之視爲健康食品。不過，並非所有的人都適合生吃番茄喔！

生番茄有使體質變冷的功用，所以患有血壓高，頭部易充血及精神不安的人，吃生番茄都可得到舒解。相反地，若是有血壓低、神經痛、蕁麻疹、氣喘、腰部發冷和過敏性疾病的患者，或是經期中或生產後的女性，爲避免體質變冷，通常都被建議不要吃生番茄；若是要吃，可將番茄煮熟，轉變其性質，才較合適。

您會發生噁心的現象，可能是因爲您的體質較寒，所以不妨煮熟再食用，就不會產生這種現象了。基本上，身體好、體力不錯的人，都可以吃生番茄；而體力不好、身體虛弱的人，則應把番茄煮熟再吃！

☆生番茄會使體質變寒，對身體虛弱的人反而不利。但若是身體健康，或是體質本身就屬燥熱型者，生番茄倒是相當不錯的清涼食品。寒性體質者，最好將番茄煮熟再食用。

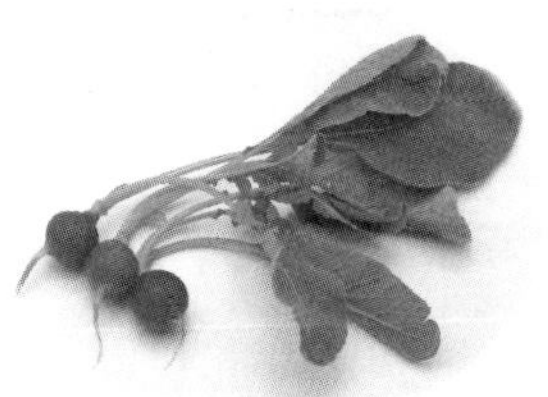

您適合食用白蘿蔔嗎？

我是一個家庭「煮」婦，家裏三代同堂，在烹調食物時，常需因家中成員不同而做不同的處理；像有些東西對老年人不合適，而有些食物對身體虛的人不宜，所以我總是特別的小心烹調。最近看到報上說：白蘿蔔因烹調方法不同，生吃或熟食所產生的效果也不同；我想請問到底生食與熟食有何不同？

專家的話

白蘿蔔生吃或煮熟，效果的確不同。一般說來，白蘿蔔有助消化的功能，特別是用水煮爛了吃效果最好，有助於清除腸道內的廢物與積存的廢氣。所以，平日腸胃道較弱的人應多吃煮熟的白蘿蔔。

生的白蘿蔔，則具有消炎的作用，會使身體變冷，所以，患有血壓低、氣喘、神經痛者，以及經期中、產後的婦女，應避免食用。此外，生的白蘿蔔具刺激性，食用過多，會影響視神經，因此平日就患眼壓高、結膜炎，或者是易疲勞、眼睛易充血的人，不要生食為宜。

曬乾的蘿蔔，也有助排除體內廢氣的功效，尤其對運動不足的人有很好的療效。如果您家有孩子面臨考試，身心疲累卻又運動不足，蘿蔔乾烹調的菜餚，是相當合適的。另外，它對胃部有毛病的人也頗具療效。

總之，白蘿蔔是相當有益身體的食物，不過，依其特性，應注意選擇生食或熟食，以較適合個人的體質的方式來食用。才能發揮正面的療效。

☆白蘿蔔生食或熟食，有不同的效用。熟的蘿蔔，有助於消化，促進新陳代謝，平日腸胃較弱的人應多食用。而生的白蘿蔔屬寒性，易使人體質變冷，體虛者及不適合食用寒性食品的人，應忌之！

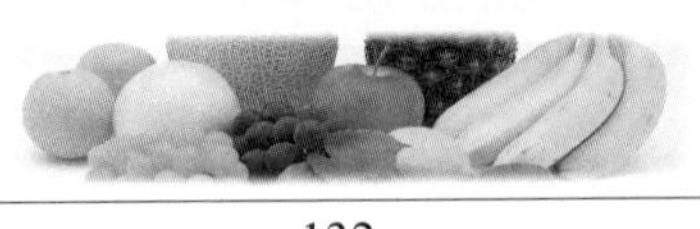

海帶，人人都可食用？

常聽人說，多吃海帶等藻類，對身體有很多好處，這的確是種老少咸宜的食物，所以每次陪老婆上菜市場時，我就建議她多買些海帶。但是最近卻聽說其實海帶並非人人可食，它所具有的療效對某些人來說，不見得是有利的，請問海帶究竟有哪些功效？哪些人適合吃呢？

專家的話

您所聽到的講法，有其道理。其實任何食物所具有的功效，都不見得人人適合。海帶也有其自身的屬性，簡單地說：它不適合寒性體質的人。

因爲海帶具有消炎的作用，易使身體變冷。對於血壓低、怕冷的人，或是經期中、產後婦女，都不適宜。還有平日排便細軟、解不乾淨的便祕患者，吃海帶也會產生反效果，不宜多吃。而它的好處是具有整腸的作用，患血壓高、肥胖、平時易怒的人，吃了很有幫助；對不易解便的便祕者也有效。此外，對於神經衰弱，容易感到疲累的人，海帶也是很好的食物！

在諸多益處中，我們最常聽到的，就是它能使頭髮烏黑；的確，髮質不好的人應該多吃海帶。還有，海帶甲狀腺功能低下，也會有顯著的改善效果。

海帶的確是相當好的食品，若您們家人並無上述不宜食用海帶的症狀，那麼，多吃些海帶是沒有壞處的。

☆海帶有多種療效，且具整腸功能，對血壓高、肥胖、易怒，及患便祕的人都相當有助益；吃海帶還能改善髮質，使頭髮烏黑亮麗。唯獨對寒性體質的人來說較不適宜，應少吃為妙。

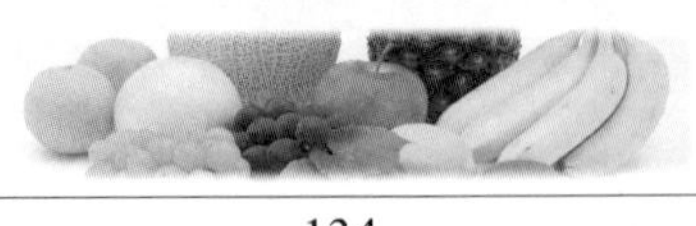

西瓜，夏夜的最佳消暑水果？

炎熱的夏日，暑氣逼人，我們這群阿兵哥還是照樣操練，一天下來，大家都快虛脫了。所以每當晚餐出現西瓜時，就像如獲至寶，大家的眼睛直盯著最大的那一片，深怕搶輸了人；阿峰每回都吃得最多，一副得意洋洋狀；不過，這回，好像吃出問題了，而且還被送去醫務室，好像挺嚴重的，請問這眞是吃西瓜吃出毛病了嗎？

專家的話

西瓜可以消暑，但卻不宜在下午三點以後食用；否則的確會出現像阿峰一樣的問題喔！原則上，西瓜在三點以前食用，其作用才能得到充分的發揮；若是在三點後食用，效果不但遞減，還會引起消化不良；越晚食用，不好的影響會越大，有些人甚至會出現體內中毒的現象。

夏日出汗多，相對排尿量就減少，所以易患尿道炎、膀胱炎及腎炎，此時，只要多喝西瓜汁，補充電解質，並使毒素在腎臟過濾後，由尿液排洩出去，即可迅速解決此問題。除此之外，西瓜的消暑作用也很有效，不僅清涼又解渴，消除積熱，還可以利尿消炎，尤其對膀胱炎具有好效果。無論是把西瓜榨汁、去渣飲用，或是直接食用果肉，都是很好的享受。

附帶一提的是，西瓜子也相當有價值，它有強心利尿的作用，及安定神經的效果。所以有些人在飯前有嗑瓜子的習慣，就是利用其鎮靜作用消除緊張，然後再用餐，這樣，食物中的營養才能被完全的吸收！

☆西瓜最好在下午三點以前食用，強心利尿的作用才得以完全的發揮。如果晚上食用的話，反而會引起消化不良。

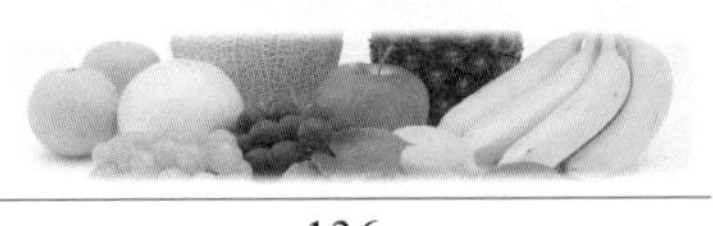

薏仁，人人可吃的健康食品？

前些天，我上傳統市場，想買些五穀雜糧回家煮八寶粥。在買的時候，老闆娘竟然問我家裏有沒有孕婦？我愣了一下——，煮八寶粥與孕婦有何關聯?!後來老闆娘告訴我，如果家中有懷孕的人，就不要加薏仁，對胎兒不好；這種說法我是第一次聽說，請問這有根據嗎？

專家的話

那位老闆娘說得不錯，懷孕的人不可以食用薏仁，如果您們家眞有孕婦的話，就千萬要注意了。因爲薏仁會抑制胎兒的發育，甚至連皮膚接觸或外用也要小心避免。

除了孕婦不宜食用之外，薏仁對人的身體是有很多好處的。您也可依其療效，做適當的烹調，給家人享用。它有抑制細胞異常發育的作用，所以對長息肉、子宮肌腫、乳腺腫等患者，特別有療效；對蓄膿症、扁桃腺炎、肥胖造成的併發症也很有功效。不止是如此，薏仁還能促進體內的新陳代謝，幫助腸道蠕動，排出廢物。有血壓高、糖尿病的人，也常被鼓勵多吃薏仁，有助降血壓與血糖，改善病症。

愛美的女性，薏仁也是很好的美容盛品，可利用它來做薏仁紅豆湯與薏仁綠豆湯。這兩道是相當益於美容的食譜，前者可以去濕及利尿，並有減肥的功效；後者則除了去濕利尿外，還可以消炎，是治療青春痘與面皰的聖品！

您是否也覺得薏仁眞的是一種很健康的食品呢?!在您選購薏仁時，要注意是否爲純種的，因爲它很容易與念珠草雜交而產生不純的薏仁，在食用時要愼選「原種名」、「原種生產者」、「栽培地」等的品種。

☆薏仁是健康食品，能抑制細胞異常發育，所以對會長息肉、腫瘤的人來說特別有功效，它還能降血壓與血糖，促進新陳代謝，幫助腸道蠕動；但孕婦不可以吃薏仁，因為薏仁會抑制胎兒的發育，造成嚴重的影響，這點需要特別注意。

吃蜂蜜不會發胖？

佳佳非常愛吃甜食，尤其是鬆餅配上糖漿，但是，她又擔心吃多了會發胖，我建議她改以蜂蜜取代糖漿，因爲我曾聽說蜂蜜是美容食品，吃了不會發胖。佳佳照著我的方式，以蜂蜜搭配鬆餅吃了一陣子，沒想到體重不降反升。請問這是怎麼一回事？吃蜂蜜是否也會發胖？

專家的話

認爲吃蜂蜜不會發胖的說法，實在是一大誤解。一般人總認爲，想減肥，只要遠離砂糖即可；而蜂蜜與砂糖的成分不同，又是自然的東西，所以吃了應該不會發胖。因此造成「越減越肥」的結果。

蜂蜜雖是自然食品，對身體有益，但並不表示吃它就不會發胖；簡單的說，蜂蜜與砂糖的不同，在於它比砂糖多了維生素與礦物質；所以有人說蜂蜜只是營養較豐富的砂糖。

不過，蜂蜜的確是富含營養的美容食品，具有美肌效果；對於營養失調及體力衰退的人也具有相當療效。它含有維生素B_1、B_2、鐵、鈣、銅、鋅及磷酸等礦物質，還有澱化酶、氧化酶、還原酶及轉化酶四種酵素，因此被視爲完全食品。

由上可知，吃蜂蜜不會發胖的說法是錯誤的。不過，它確實具有其獨特的營養價值，愛美的人不妨以蜂蜜取代砂糖，但仍需注意不要過量。

> ☆蜂蜜富含營養，又具美肌效果，是自然又健康的食品，比起砂糖，它的成分的確多了維生素與礦物質等養分，但也因含有大量糖分，食用者若無節制，仍是會發胖的。

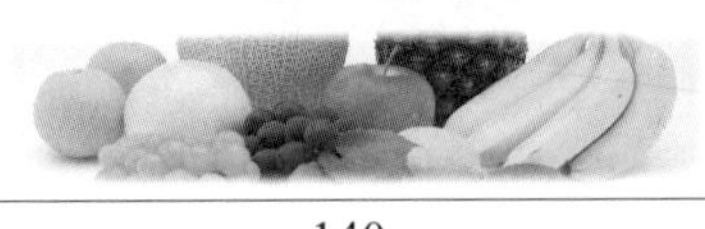

只要吃人造奶油就不會發胖？

我兒子正值發育期，他酷愛吃奶油。我非常擔心他會因吃了過多的天然奶油而發胖，所以在逛超市時，都特地挑選低脂的種類，最近朋友告訴我，可以用植物性的人造奶油來取代動物性的天然奶油，它的動物性脂肪較少，對怕胖的人來說，更具效果。請問這種說法有根據嗎？是否該讓兒子改吃人造奶油？

專家的話

要預防發胖，吃天然奶油與人造奶油並無太大差異。因爲造成肥胖眞正的原因，是由於卡路里的攝取過量。我們將天然奶油與人造奶油的熱量加以比較，發現每一百公克的天然奶油熱量爲七百四十五卡路里，人造奶油則爲七百五十九卡路里。它們的差異其實只有一點點而已。所以，認爲「吃人造奶油，就不會發胖」這個觀念是錯誤的。這種以訛傳訛的謬誤，致使許多人放心地將人造奶油大口大口的吃進肚子，最後的結果是—

──發胖！

雖然如此，兩者相較之下，天然奶油仍有其缺點，因它所含的是動物性脂肪，對患心血管疾病者及擔心動脈硬化的人而言，還是選擇人造奶油較好。

您若是希望兒子不要發胖，其實最根本的做法，應是從節制食物的總熱量著手爲宜。

☆天然奶油與人造奶油的熱量相差不多，所以並非只要吃人造奶油就不會發胖。不過，天然奶油含的動物性脂肪多，擔心患心血管疾病與動脈硬化的人，還是選擇人造奶油較好！

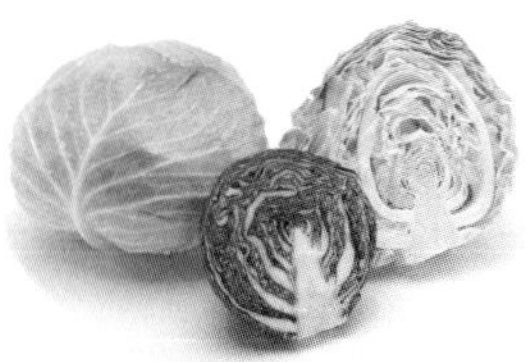

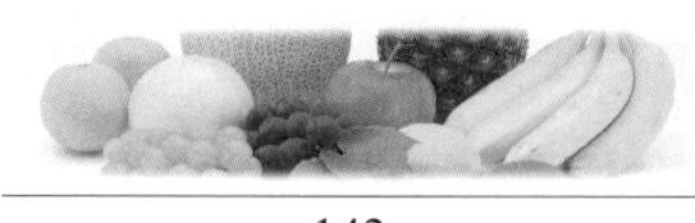

小心吃出青春痘！

這個學期開學，我發現班上好多同學都成了「痘花」—臉上長出好多痘子。我覺得這樣眞的很難看，也很擔心自己會長青春痘；請問，除了平日勤於保持臉部清潔之外，在飲食方面該如何來預防呢？

專家的話

青春痘的發生，與人的飲食習慣有很大的關係；所以，您想治療或是預防青春痘，就必須由飲食來控制和調節，其關鍵就在於「均衡的飲食」。

現代人的飲食，往往攝取了過多的動物性脂肪及蛋白質，例如魚、肉的加工品或奶油、油炸物、乳酪等食物。這些東西都會促進皮脂膜分泌皮脂，造成刺激皮脂分泌過剩而導致青春痘。不僅如此，甜食也是青春痘成長的助力之一，像蛋糕、巧克力、冰淇淋、紅豆湯等。

如果您特別喜愛上述的食品，那麼，您可得留意囉！因為要預防或治療青春痘，應盡量避免攝取這些食物。而平時攝食時，要注意飲食的均衡，像吃麵時，記得加上海藻類；吃沙拉時，勿攪拌過多的調味醬；盡量少食用肉類，改以涼拌的豆腐或青菜。避免吃煎或炸的食物，可以烤或蒸的方式代之；飯後的甜點，可將冰淇淋換成水果。

總之，預防青春痘，注意飲食是第一步；要不要吃易長青春痘的食物，決定權就在您自己，除此之外，有毅力和耐心的持續下去也是很重要的關鍵。

☆均衡的飲食是克服青春痘的第一步。原則上，動物性脂肪、油炸物、甜食及刺激性食物都是青春痘的禁忌食品。

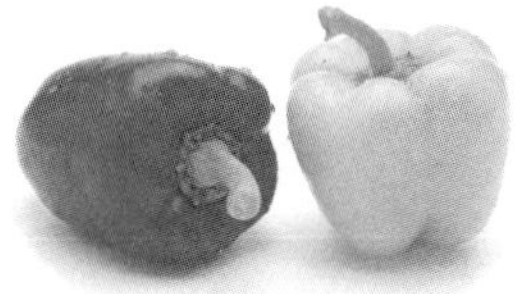

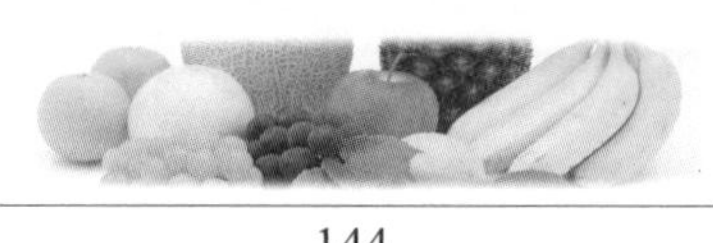

果仁類食物，美容者大敵？

上回聯誼，我們男生爲了表現誠意，事前就興沖沖地準備了一大堆的休閒食品，希望能讓女生們不但玩得愉快，也吃得高興。於是我們準備了乾果一類的食物如：花生、瓜子、核桃仁等。沒想到她們卻不領情，還硬是說我們故意買這種高脂肪、高熱量的東西陷害她們發胖，眞是枉費我們如此熱心。難道愛美的人，連果仁類食品都不能吃嗎？

專家的話

這回你們眞是獻錯法寶囉！一般愛美的女孩子，都對這種果仁類食品望之卻步的。因爲這些東西都含有大量的脂肪，吃得過多，會引起排泄不良，因而囤積在皮膚上，長出粉刺或青春痘，同時還會使人發胖。

但是這種想法對果仁類食品是只知其一、不知其二的粗淺想法；事實上，它們蘊藏的脂肪量較豐，是美肌潤膚的美容盛品咧！攝取適量的乾果類食品，有助皮膚恢復彈性，及少生皺紋。此外，乾果類食品營養分豐富，如核桃還含有蛋白質、維生素A、E及K；花生除了以上的成分外，還有鈣質及胡蘿蔔素；瓜子亦同，這些營養成分都是愛美的人更該攝取的；再如芝麻，它所含的油脂，可以使皮膚具光澤，其中的黑色素能使頭髮烏黑，日本人稱之爲「不老食」呢！

女孩子們之所以怕吃這類的食物，就是不了解「果仁類食物，是有助美容」的這個觀念，下次再聯誼時，別忘了將這個道理告訴她們，待了解之後，就不會拒絕你們的好意了！

☆果仁類食物因含豐富的脂肪及營養成分，對美容很有功效，尤以其中所含的豐富油脂，能使肌膚有光澤，恢復彈性，並減少皺紋的產生，的確是不可多得的美容盛品，但切記要適量食用喔！

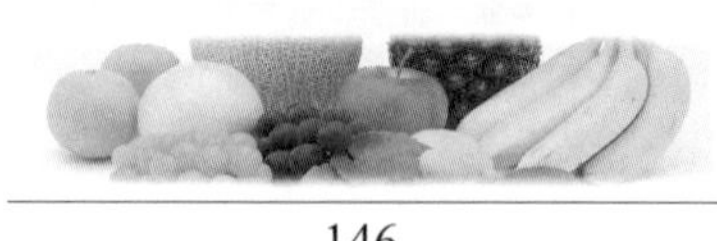

吃昆布會使頭髮變黑？

我即將參加大學聯考，已連續三個月熬夜苦讀，近來發現我的白頭髮增加不少，因此媽媽買了許多昆布讓我食用。據說吃昆布可以使頭髮變黑，而至今已食用一段時間了，卻未見改善，白頭髮反而越來越多，請問是否是因爲烹調方式錯誤而使得成效不彰？該如何食用才能發揮最大的功效呢？

專家的話

吃昆布會使頭髮變黑的說法是毫無根據的。昆布，也是俗稱的「海帶」，在以往醫學知識不足的時代，有所謂「吃什麼，補什麼」的說法。一般人總認爲：吃了相同的東西，就會化爲身上的營養。雖然這其中也不乏成功的例子，如「八目麥」因看起來好像有八個眼睛，所以被認爲對治療眼疾有效，而它的確富含維生素A，對「夜盲症」確有療效。

但並非所有的食物都如此，昆布之所以被認爲能使頭髮烏黑，是因爲其在海裏飄動時，狀似頭髮；但光憑這個理由，是不足以採信的。況且，欲使頭髮烏黑，最重要的應是攝取豐富的蛋白質，而在昆布中最富含的卻是碘，對促進頭髮烏黑，雖能發揮某種程度的功效，但並不顯著！

因此，您要擁有一頭黑髮的話，與其吃昆布，還不如吃黑芝麻較好。

☆只吃昆布，並不能使頭髮烏黑。雖然昆布中含碘，但即使食用，效果也不顯著。想要有一頭黑髮，應該選用有豐富的蛋白質才是，如多吃些芝麻反而較有效。

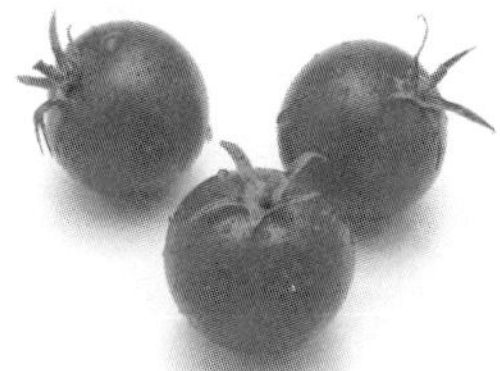

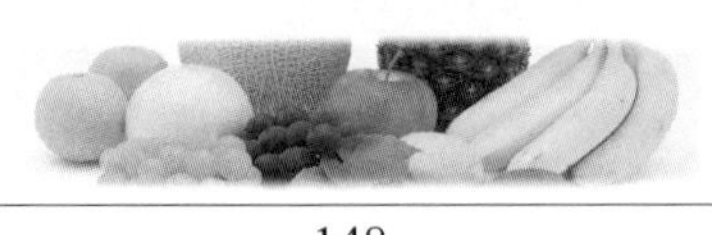

多吃糖，多皺紋？

過了中年的婦女，最擔心自己臉上的皺紋增多，我最近也因老公一句無心的玩笑話，開始憂心這個問題。

事情是這樣的，上次我正在享用美味的甜湯時，因感覺不夠甜，就多加了一些糖，老公立刻阻止我，並對我說：「加這麼多糖，難道妳不怕皺紋增多嗎？」多吃糖眞的會多長皺紋嗎？

專家的話

這位太太，您多慮了！攝取糖分與皺紋的增多沒有關係，反而是鹽分攝取過量，才會導致皺紋增加。因爲鹽分過多，會導致動脈硬化。它與皮膚的老化現象有絕對的關係。人體一旦形成動脈硬化，血管會變細或是變硬，使血液無法順利通過，其尖端的組織會因此而導致吸取營養的障礙。而皮膚的生成需要血液中的養分，所以，如果皮膚缺乏營養的來源，自然就會發生老化的現象。換句話說，就是會有皺紋產生。

另外，「憤怒」也是製造皺紋的元凶，因爲「生氣」也會使血管變細，血管變細時，就與動脈硬化的情形相同。我們常常聽到一句俗話說：「一怒一老」，其中的道理就在這。

您若是想保持青春美麗的話，就要注意平日飲食的均衡，尤其是鹽分勿攝取過多；而且，也不要經常生氣喔！

☆多吃糖並不會使皺紋增多；反而是鹽分過度攝取，會導致動脈硬化，皮膚因而無法獲得血液中的營養，則發生老化的現象。總而言之，均衡的飲食，才是使青春健康長駐的不二法門！

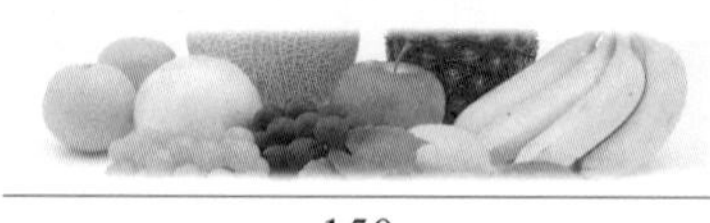

沙拉與水果，美容養顏？

有人說養顏美容是女人的專利，我可不這麼認爲；像我就是個非常注重自己「顏面」的男人。一般女孩子爲了保持年輕的肌膚，在飲食上多半選擇富維生素C的沙拉與水果，但我卻不認爲只吃富含纖維素及維生素C的食物，就能眞正達到養顏美容的效果，是否還有其他食物，是維持光澤肌膚不可或缺的？

專家的話

您的考慮很正確，要維持肌膚的彈性與光澤，只攝取維生素C的確是不夠的。現在有許多的女性，很在意自己的肌膚，爲保持青春美麗，就大量攝取蔬菜、沙拉及水果。這多半是由於維生素C神話在作祟的緣故。維生素C對美肌而言，固然是必要的物質，但是，它並不能代表一切。只攝取維生素C而忽略其他的營養成分，恐怕所能發揮的效果也有限。

其實，蛋白質才是肌膚重要的構成物。它其中一部分與肌膚具較深關係的是膠原蛋白與彈性蛋白，當這兩種的物質作用紊亂時，皺紋就會產生。您若要預防肌膚老化，飲食上只偏重於單方面的營養是不足夠的。

一般人往往會忽略蛋白質的重要性，在攝取營養不均衡的狀況下，所得的成效當然也不大了。所以，要維持您肌膚的光澤，除了攝取維生素C之外，不要忘了，也要多攝取一些富含蛋白質的食物。

☆要有光澤且具彈性的肌膚，光吃沙拉與水果是不夠的。因為沙拉和水果無法供應蛋白質。所以，想要美肌的人，除了攝取維生素C之外，還要注意蛋白質的攝取，蛋白質中的膠原蛋白與彈性蛋白對皮膚最重要，若缺乏它們，皮膚仍難逃老化的產生。

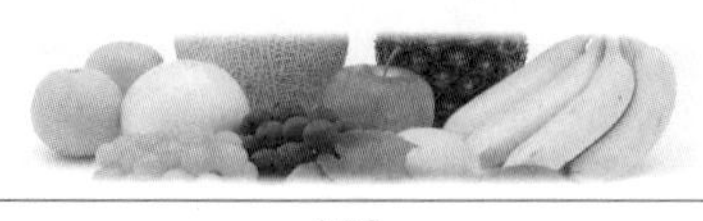

喝燒酒比啤酒不易發胖？

上禮拜和客戶去喝酒，點酒時，他們都堅持要燒酒，後來，我才知道原來他們怕胖，所以不願意點啤酒。其中林先生告訴我，他的老闆就是因為喝啤酒，所以日漸「中廣」，為了避免日後有同樣的煩惱，所以他們都改點燒酒代替啤酒。我曾經有聽說過「喝啤酒會發胖」的說法，但卻不知改喝燒酒就可避免發福，請問這種說法有根據嗎？

專家的話

認為喝啤酒會發胖，所以改以燒酒代替啤酒這個想法，只是滿足人們想喝酒的心態。導致發胖的原因其實只有一個，那就是總熱量攝取過度。因此，不論酒的種類為何，當攝取過度時，就會發胖。

我們來看看各種酒類熱量的多寡順序：以一百公克為準，其中熱量最高的是啤酒，其次是葡萄酒、日本酒，再來是燒酒、威士忌、白蘭地及伏特加酒。其中，以啤酒的熱量最高，所以總給人一個錯誤的印象，認爲只要不喝啤酒就能防止發胖。但如前所述，只要您攝取的熱量過多，就易發胖，不會因酒類不同而有差別。另外一個原因是大多數人在喝啤酒時，總喜歡準備點小菜或零食，而這些下酒的食品或菜餚，才是導致發胖的原因。

☆喝燒酒不會比啤酒不易發胖，它們的熱量雖有不同，但真正致胖的原因，是攝取的總熱量過多，無關它們熱量的多寡；飲酒過度或在飲酒時吃了過多的菜餚、零食，才是致胖的主因。

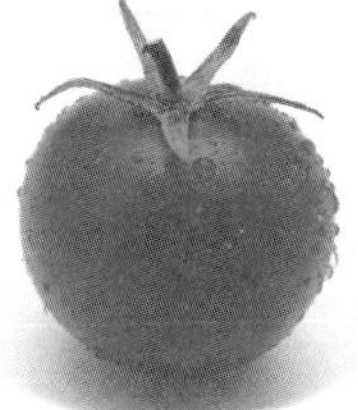

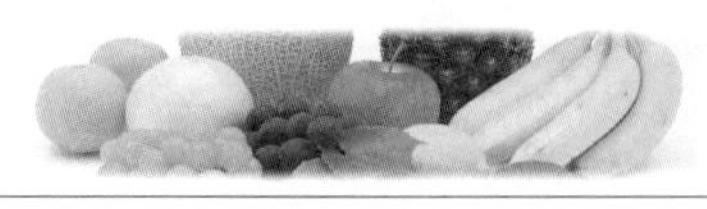

喝牛奶比喝茶更會發胖？

我最愛跟同事們去喝下午茶，面對各式各樣的甜點，實在令人難以抗拒，可是又擔心會發胖；因此同事們就建議我多喝茶，因爲喝茶較不易發胖。但是每次喝完茶，卻感覺更餓，就不知不覺中又吃了更多東西，造成反效果。請問要預防發胖，喝茶眞的有效嗎？或者是有其他更好的方法？

專家的話

許多人在大吃大喝後，總不忘來杯茶，認爲茶能去除腸胃中過多的油脂，達到避免發胖的效果。雖然它有某種程度的功效，但畢竟在飲茶之前，已經吃了大量的食物；如果眞的想要預防發胖，在吃東西前先喝牛奶，倒是比事後喝茶效果更佳。

牛奶的營養豐富，是完全食品。所以飲用後，腸胃要花較長的時間才能消化，食物消化的時間長，就比較不易有飢餓的感覺，因此，即使面對各式各樣的甜點，也不會大量食用了。

事實上，預防發胖最好的對策，是節制自己的飲食，如果您實在無法抵擋甜食的誘惑，那麼建議您下次大快朵頤之前，先喝杯牛奶墊墊底，不要讓自己空腹，這樣就不會不小心食用過量了！

☆在吃甜點前來杯牛奶，較不易發胖。主要是因牛奶是完全食品，飲用後腸胃要花較長的時間消化，在短時間內不易有飢餓的感覺。如此一來，自然會減低吃甜食的欲望，當然也就不易發胖了！

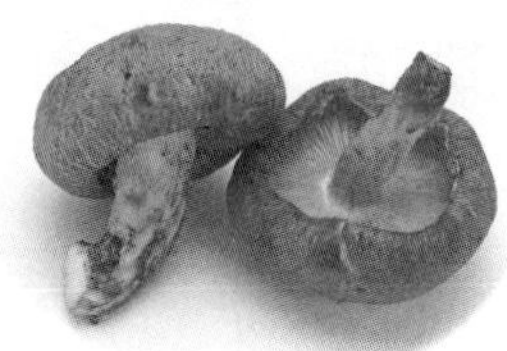

抽煙可以減肥嗎？

外子最近因爲戒煙，發福了不少，看著自己日漸渾厚的身材，他不禁擔心起來；由於這個原因，他放棄了之前所有的努力，又開始抽煙，希望恢復原來的體重。據我所知，有這種想法的人很多，戒煙之後，又再度吸煙以達減肥的目的；抽煙，眞的有助於減肥嗎？

專家的話

您先生的這種想法，是完全錯誤的。在許多的嗜好品中，煙是最不好的一種。喝酒若是適量，尚不致對身體有害；但煙確是名副其實的「百害而無一利」，更遑論以抽煙來減肥了。

戒煙時會變胖，是因爲出現食欲異常的現象，導致食欲亢進。食欲好，自然吃得多；但這也只是一時不正常的現象，事後若是想減肥，應當從節制飲食，降低攝取的熱量著手，才是正確的。

癮君子常會以怕胖爲藉口而不再戒煙，期望開始抽煙之後，就能減肥；這個想法是錯誤的。根據一九八八年日本厚生省所發表的研究報告：一天抽四十根香煙以上的男性，及一天抽三十根香煙以上的女性，都有肥胖的傾向。但若是一天抽煙量減少至二十根以下，皮下脂肪與體重反而有減輕的現象。

由此可知，抽煙不但不能減肥，反而是致胖的原因。您先生若想要減肥，應尋求正確的方式，不應該再度吸煙，那樣不但沒效果，對身體也沒好處。

☆抽煙不能減肥，反而會導致肥胖。禁煙的人之所以易發胖，是由於食欲異常現象，胃口會特別好。所以，若是因為戒煙而發福，無需太擔心，尋求正確的減肥方式，才是解決問題之道。

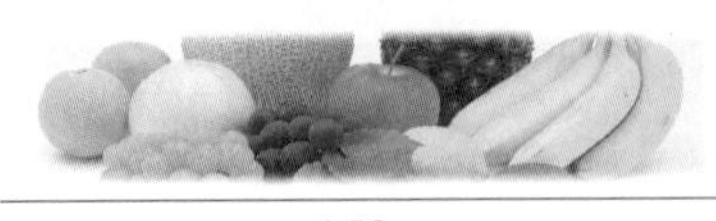

多吃水果不會胖？

美淇爲了保持身材，三餐都吃得不多，最近，她又改以水果爲主食；她告訴我，多吃水果不僅具美容效果，而且不易發胖。我將此方式告訴我那些想減肥的姊妹們，她們紛紛都起而效尤，吃起水果大餐，但過沒多久，小誼卻跟我抱怨她不僅沒瘦，還發胖不少。請問這是怎麼一回事？吃水果也會胖嗎？

專家的話

常有人說水果是美容食品，所以許多愛美的小姐都以吃水果來達到養顏、美容的目的，甚至有人將其作爲主食，希望以此方式來減肥；原因是她們認爲水果的營養豐富，但不會使人發胖。其實這想法是錯的，水果如果吃多了，一樣會使人發胖，因爲某些水果中含有大量的糖分。

例如：香蕉的熱量一根有一百卡，葡萄一小串熱量有四十卡，葡萄乾一大湯匙有三十卡，蜜柑六個有一百卡，蘋果一大個九十卡，李子一大個八十卡，柿子一大個一百六十五卡，梨子一大個也有九十卡。由以上數據看來，想減肥的人，光是吃水果，如果吃了過多，仍是會攝取到過多的熱量，食用者不得不注意。

怕胖的人應該攝取一些甜味較低、熱量也較低的水果，如楊桃，每一百克中只含熱量二十卡，桑葚一百克只有二十三卡，蓮霧一百克二十三卡，番茄一百克十四卡。不過要注意有些水果雖然不甜，但澱粉的含量很高，熱量也很高；如釋迦每百公克中，就有二百九十六卡，蘋果一百克有一百五十八卡，菱角一百克有一百三十三卡，木瓜一百克則有一百二十卡。這些都要留意，不能多吃。

您的朋友吃水果仍舊發胖，必定是吃了熱量較高的水果，且攝取過多，她應該要調整自己飲食的方式及選用的水果種類，因爲並非所有的水果吃了都不會發胖！

☆有許多種類的水果，含澱粉量、熱量都相當高，吃多了一樣會發胖，怕胖的人應多選用甜味較低、熱量也較低的水果食用，如：楊桃、番茄、蓮霧等。

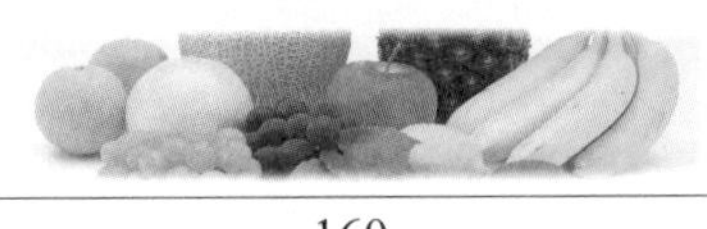

冬瓜也可美容？

炎炎夏日又即將來到，我想煮一些清涼又滋補的菜餚，婆婆告訴我說冬瓜是相當好的夏日食療品，清涼又具美容功效。雖知如此，但我還是不知道它的功效到底有哪些，而且，像有些食物，雖有某種療效，但卻也有不少的禁忌，請問冬瓜是否也有食用禁忌？它的功效有哪些？

專家的話

冬瓜的確是夏日裏清涼又滋補的食品。不過，它並不會像有些食物刺激性較強，或屬性太寒而造成一些食用上的禁忌，您大可放心地享用。

首先，來談談冬瓜美容的功效。冬瓜之所以能美容，是因爲它有防止皮膚色素沉澱的作用；女性若是經期不順、容易疲倦、難以入睡，或有營養不良現象時，均會促成皮膚色素的沉澱，此時，具有鎮定作用的蓮藕、貝類，以及能促進新陳代謝的薏仁等，都可以與冬瓜一起烹調來吃，能有顯著的改善！

除了美容之外，冬瓜還有其他的療效。它的鉀含量較少，可以幫助腎臟利尿，是腎臟病、浮腫病人的理想食物。對有慢性膀胱炎，或是患內臟下垂的人，也有很好的療效。

除此之外，冬瓜的利尿功能，可以將體內的陳舊廢物迅速從尿中排出，這可以減少夏日中暑的發生。若是已經中暑而產生食欲全無的症狀時，冬瓜也能發揮功效；可將之加入海帶芽和薑片一起煮湯，摻少許鹽，吃後非常有效。

總之，冬瓜是一道夏天的好菜餚，老少咸宜，您可以烹調讓家人享用，除了美容養顏之外，還能使您們在炎炎夏日，暑氣全消！

☆冬瓜是夏日的好菜餚，除了美容外，還有其他許多療效。它能幫助利尿，對腎臟病、慢性膀胱炎等症狀頗具功效。另外，還能開胃、預防中暑，的確是夏日不可多得的健康食品！

味精有害健康？

夜市裏的小麵攤，是我最愛光顧之地；下碗麵，來碗湯，眞是人間美味。但是女友總是阻止我常上麵攤，因爲她說，那些菜餚及湯吃起來之所以這麼鮮美，是因爲放了大量的味精，而這種東西對身體有害。她這種說法讓我每次去吃時，總有些擔心，請問味精眞是有害健康的物質嗎？

專家的話

味精會危害身體健康的說法越來越多，但是在中國的菜餚裏，它卻是相當普遍的佐料，究竟味精是不是眞的一點都不能食用？那倒未必。

曾有人做過實驗，給老鼠食只含百分之八的牛奶蛋白飲食，其中三組分別加入百分之二、四及六的味精，結果發現，下室丘及第三腦室周圍並無病變。相反地，在食用低蛋白飲食時，酌量的食用味精還可以補充蛋白質的不足，而使老鼠的體重增加。

雖然有些研究指出：以味精餵食初生動物時，發現有腦及視網膜病變，但若將其味精的食用量和體重的比率換算成爲人時，大約是每公斤體重要吃下零點五公克時，才足以導致病變。由此可知，食用味精會使人產生病變的可能並不大。

但是，有一點必須注意的是：味精是商品俗名，其學名爲谷胺酸鈉（sodium glutamicacid）這種物質在人的體內也會自動合成，因此，即使我們知道食用味精會造成病變的機率是微乎其微，但若加之人體自動合成的谷胺酸鈉，雙效之後，對身體多少有影響。

食物中加味精，的確能使味道鮮美，增進食欲，而且可以幫助其他胺基酸合成蛋白質；您只要食用不過量，對身體不但沒有害處，反而有益處喔！

☆味精若酌量食用，可增進食欲，且可幫助體內蛋白質的合成，不但對身體沒壞處，反而有好處。但切忌不可大量食用，雖不致於造成嚴重的病變，有些人仍是會因食用過量而產生心悸、噁心、頭痛及頸部發痲等症狀！

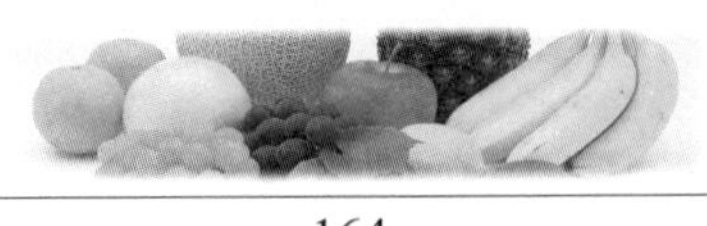

水果能代替蔬菜嗎？

我兒子非常挑食，尤其不愛吃蔬菜，每次爲了要讓他多吃些蔬菜，不是苦口婆心地說服，就是母子爭得面紅耳赤。我實在很擔心他因此營養不良，孩子的爸爸每次見到我一副憂心忡忡的面孔，就會跟我說孩子不吃蔬菜沒關係，讓他多吃些水果就行了；請問水果眞能代替蔬菜嗎？

專家的話

認爲水果可以代替蔬菜，這是錯誤的想法。水果和蔬菜中雖含有不少共同的營養成分，但在含量與作用上各有不同，千萬別認爲讓孩子吃了水果，就不需要吃蔬菜了。

因爲蔬菜對人體的作用，僅次於米糧，它較水果更爲重要，是人們每日的飲食必須品。根據營養學，蔬菜除了本身的營養價値外，還能促進機體吸收蛋白質、碳水化合物及脂肪。臨床的實驗證明：光吃動物蛋白，在腸內的吸收率僅爲百分之七十；若兼吃蔬菜，則動物蛋白吸收率可達百分之九十左右。

此外，蔬菜中還含有大量的粗纖維，能刺激腸胃蠕動，幫助消化，使大便暢通。而且，經常吃蔬菜還能鍛鍊咀嚼肌及堅固牙齒。

據分析，一些水果中所含的維生素、礦物質都較蔬菜來得少；以青菜與蘋果比較，青菜含鈣高於蘋果十二倍，磷高三倍，鐵高十三倍，胡蘿蔔素則高達一百三十倍，維生素B_2與維生素C也分別高出五倍與十倍之多。

一般說來，給孩子多吃蔬菜，少吃水果較不會影響健康；相反地，如果多吃水果，而少吃或完全不吃蔬菜，對身體則有嚴重影響。最好的方式，還是均衡的飲食，不要挑食。

☆常有人認為，只要多吃水果，不吃蔬菜沒關係，這是錯誤的想法。水果與蔬菜中雖含有不少共同的營養成分，但因其功能作用不同，水果是無法取代蔬菜的。

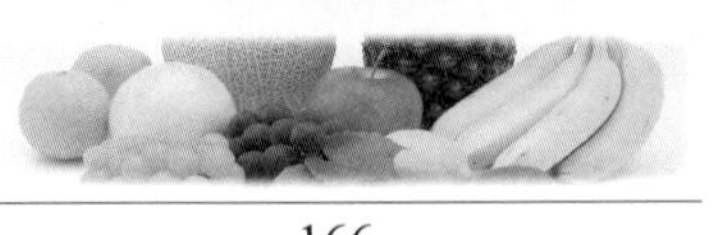

甜食可消除疲勞？

最近工廠內生產線上忙得要命，我也因此連續加班了好幾天，同事每個人都是一臉倦容，精神不濟，老闆為了要提振大家的精神與士氣，為我們準備餐後點心，連續幾天下來，都是甜點。同事告訴我，甜食是消除疲勞的特效藥，但我覺得食用後效果不是很好，請問這種說法正確嗎？

專家的話

許多人在疲勞時，自然就會想要吃甜食。但是若因此就認為甜食是消除疲勞的法寶，實際上是一大誤解。

想要消除疲勞，需賴三樣東西：碳水化合物、蛋白質及脂肪。而且，它們都各有不同的功能及作用，這些作用必須有技巧的配合，才能發揮最大的效果。具有速效性的能源，是碳水化合物；能夠使體溫有上升作用的是蛋白質；脂肪則具有持續性。三樣物質若配合不好，或食用比率不當，都無法完全減輕疲勞。像蛋糕等甜食，其所產生的作用只能如火花般地瞬間即逝。

我想，您之所以覺得成效不彰，就是這個原因。而您吃的甜食，並非完全沒有功效，但這效用畢竟是短暫的。如果您是精神上的疲勞，那麼建議您吃熱飯配生雞蛋，效果最具。若是肉體上的疲勞的話，則要以碳水化合物爲主，再配合脂肪與蛋白質食物的攝取。

☆甜食能消除疲勞的效果有限。要完全消除疲勞，必須仰賴攝取碳水化合物、蛋白質及脂肪三種營養素，並將三種做有技巧的配合，依其各人需要不同而做組合上的變化。

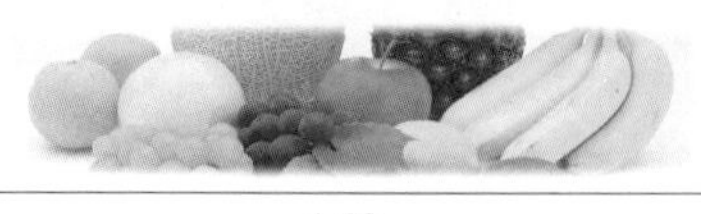

昏暗的場所適合用餐？

我男朋友是念理工科的，凡事講求科學根據，連吃飯也不例外。我總認為吃飯時燈光暗些較羅曼蒂克，氣氛好，自然胃口也會好。但他卻不這樣認為，反而覺得應該將燈光調亮一點，這樣能確認自己所吃的東西，並可充分咀嚼，對腸胃的消化是有利的。請問他所說的這理論眞有根據嗎？

專家的話

您男朋友的想法沒錯。在照明較佳的環境中用餐的確對腸胃的消化較有益處。因它可使食物充分咀嚼，這是有理論根據的。

根據實驗發現，餐桌的照明較亮的話，能夠減緩用餐的速度，這對腸胃是有益的；也就是說：吃得太快，對腸胃而言並不是好現象。因爲人的消化功能，並非只靠腸胃，嘴巴也負有消化功能。用餐吃得太快的話，無形中會省略口中的消化階段，將食物直接送入胃中，這樣會增加胃的負擔。

用餐調亮燈光，正可以避免吃得太快，減緩用餐速度，這是由於自律神經及副交感神經在感受到燈光時，產生驚醒的功能，而這會使胃腸功能以緩慢的步調進行。吃飯速度減慢，自然咀嚼也會較充分，如此一來，就不會對胃造成負擔了。

☆吃得太快的習慣，是可以藉用餐時將燈光調亮來改變的。燈光調亮，人體因自律神經及副交感神經作用，會減低吃飯的速度；吃飯速度慢，能讓食物先經口中消化，再送至胃中，比較不易造成胃的負擔。

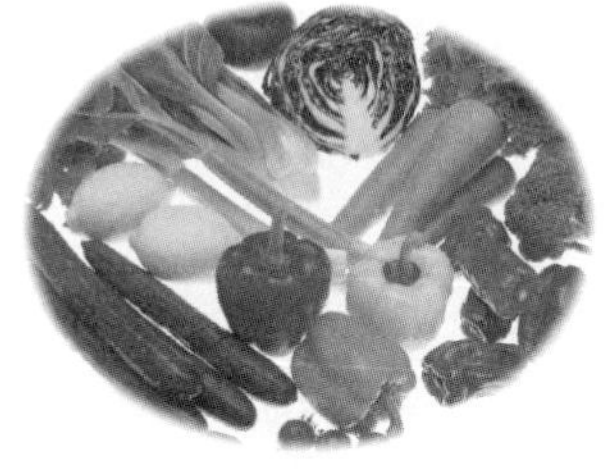

快食會消化不良？

我兒子自從當兵之後，吃飯變得很快，即使回到家來，也是如此。我每次都勸他慢慢吃，才不會引起消化不良，但他並不理會；我很擔心這樣的吃法會對他的腸胃不利，他卻說每天這樣吃，並無發現有任何不好的影響。但我總覺得，對腸胃來說，慢吃總比快吃來得好，不是嗎？

專家的話

很多人都認爲吃東西吃太快，會引起消化不良。是否眞是如此？讓我舉個例子，您就會明白。有些人愛吃麵，尤其是愛吃麵時的「醍醐味」，就是在麵條通過喉嚨時的舒暢感，所以總是大口大口地快吃，而非慢慢品嚐；但您可曾聽說愛吃麵的人大多有消化不良的現象？答案是否定的！

快食之所以被認爲會導致消化不良，眞正的原因是因忽略了口中的消化功能。也就是說，有些人在吃得太快時，會忽略口的咀嚼，而將食物直接送到胃中，這樣會增加胃腸的負擔，因此造成消化不良的現象。

嚴格說起來，快食的確較易造成上述現象，但並非絕對的。有些人吃得快，卻並未忽略咀嚼，同樣可達到口中消化的功效。再者，對腸胃健康的人來說，即使是吃得很快也不要緊。相反地，若是患有腸胃病的人，就必須充分咀嚼消化，避免快食。如果您兒子沒有消化不良的現象，那您就無需擔心了！

☆快食之所以被認為會導致消化不良，主要是因在進食時，忽略了咀嚼，使食物未經口中消化就進入胃中，而造成胃的負擔。但對腸胃健康的人來說，即使吃得很快也不要緊；若是患有腸胃病、或是腸胃機能衰弱的人，進食時還是充分咀嚼，慢慢的吃為佳！

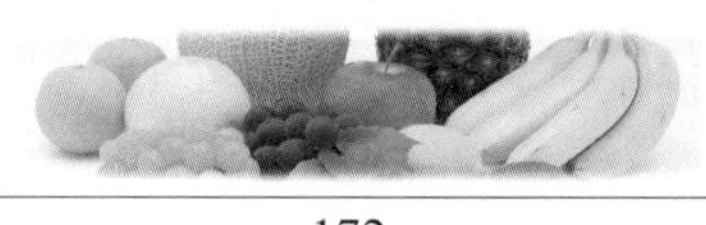

熬夜，少吃東西？

小芳和小玫兩人是十足的夜貓子，每回去找她們，都要聊到三更半夜才盡興。於是我都會提議煮些消夜來吃，但她們總是拒絕，且認爲吃消夜會對腸胃不好。如果眞是這樣的話，那麼熬夜時，該以何種方式來補充能量呢？

專家的話

這個世紀以來，世界已經變成「短夜時代」了。因爲照明設備的充足，使得夜晚有如白晝，像您朋友這樣習慣熬夜的人越來越多；打破了晚上睡覺的傳統生活規律。如此一來，當然就導致睡眠不足，所以，如何補充睡眠不足所消耗的體力，已是現代人追求身體健康的一大課題。

睡眠，是消除疲勞的最好方法，但若無法獲得充足的睡眠，體力就會受到侵害。這時候，最好的對策就是「多吃點東西」。

有人認爲晚上熬夜，應該少吃東西，這是不正確的觀念。因爲，當身體內能量不足又無法得到充分睡眠時，飲食的確是有效的能量補充法。所以，熬夜時，應多吃一點東西，這可是對健康有利的飲食法。

您的朋友若是常常熬夜，而其他時間又無法以睡眠消除疲勞，那麼，應當建議她們多吃些消夜，藉著能量的補充，彌補睡眠不足。

☆熬夜時，吃消夜是對健康有利的飲食法。睡眠不足會消耗體能，使人感到疲倦，若是此時無法藉補眠來消除疲勞，不妨多吃些東西，藉能量的補充，減輕些許疲勞及彌補睡眠的不足。

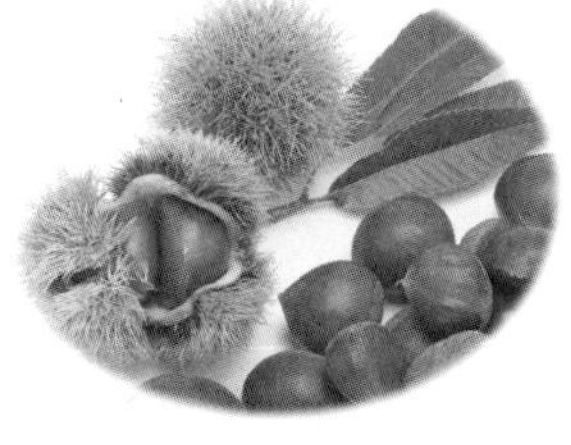

便祕和飲食習慣有關係？

我是個上班族，工作壓力大、生活緊張，不知不覺中導致了習慣性便祕，我試過很多的方法，像做運動、使用通腸劑等，但效果都不大，且都只是短暫有效而已。最近聽同事說，要根治便祕，應該從飲食下手，再配合改變上廁所的習慣；可是，我並不知道如何以飲食治療它，食療是否有些禁忌？該如何吃才有效呢？

專家的話

通便，是治療便祕的要領，但飲食療法才是最正統、最根本的方法。

您的同事說得沒錯，應先從改善飲食著手，再配合生活作習，才能根治便秘。正確的飲食法，具體的說，就是要多吃富纖維質的蔬菜、豆類及水果；主食則將平日所吃的白米改以糙米、麥、黑麵包及麵類爲主，這些食物都有助腸胃蠕動。除此之外，還要少吃油膩、煎、炸類的食物。

在生活習慣方面，最重要的，就是不要強忍便意。像您的情形，可以試著在早晨起床後，先喝一杯冷開水，然後上廁所，並養成習慣；即使沒有便意，也耐心的在下腹由右到左按摩。這樣做一段時間後，應該能得到改善。

將飲食法與生活習慣配合，是解決便祕最有效的方法。但您的生活緊張忙碌，所以除了實行上述方法之外，更要注意規律的生活、充足的睡眠及隨時放鬆自己的心情喔！

☆治療便祕最有效的方法，要多吃富含纖維素的食物，少吃油膩、煎、炸的食品；除此之外，再配合生活作習的改變，養成良好排便習慣，切記不要強忍便意。

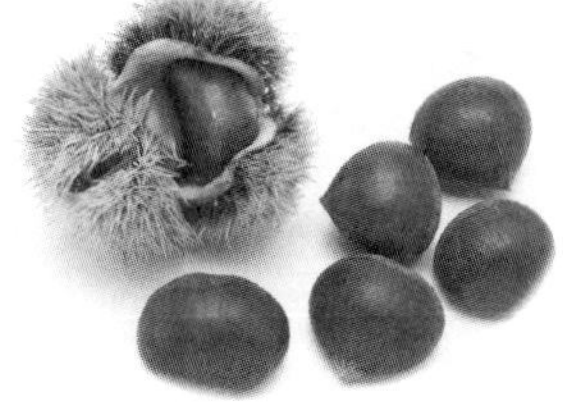

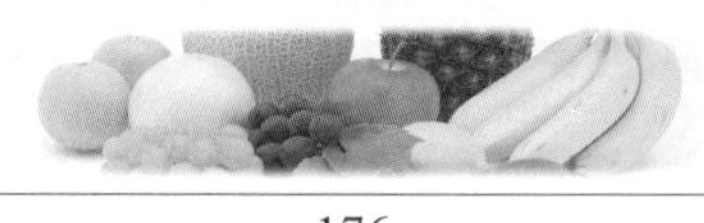

牙齒發育和蔬菜有關？

小寶正值換牙時期，他愛吃甜食的習慣令我非常擔心，一旦新長的牙齒發育不好或發生蛀牙，除了要受牙痛之苦，還會變得不美觀！我因此詢問了很多人，大家總是說多刷牙就好，別無他法！但我在無意間聽到有人提到「預防蛀牙，多吃蔬菜」，請問牙齒發育果眞和蔬菜有關嗎？

專家的話

「多吃蔬菜，能預防蛀牙」的確有其根據。像您的孩子愛吃甜食，就容易蛀牙，尤其是他現在又値換牙時期，牙齒更易損壞。因爲新牙長出後的二至四年間，外層琺瑯質對蛀牙的抵抗力較弱，是最易患蛀牙的時期。除了讓他勤於刷牙之外，建議您不妨再從飲食著手，以補充牙齒發育所需的營養素，強化牙齒的抵抗力，以預防蛀牙。

食物中，以富含纖維質的蔬菜最有預防效果。因爲在吃這類蔬菜時，需費力咀嚼，因此唾液的分泌會較多，而唾液能中和口腔細菌分泌的酸性（唾液爲弱驗性），減少牙面琺瑯質的受損率。

除了預防的功效外，蔬菜有更積極的作用，就是強化牙齒本身的組織。蔬菜中鈣和磷的成分，能促進牙齒鈣化，強化牙齒的硬度。尤其是以鈣質對牙齒的健全與否有直接、絕對的影響。像菠菜、胡蘿蔔、青椒等深黃紅色或深綠色蔬菜，均含有豐富的鈣質。不過，要注意其中菠菜的鈣質易與其草酸成分結合成草酸鈣，無法爲人體所吸收、利用。

因此，爲避免您孩子罹患蛀牙，除了少吃糖，常漱口、刷牙之外，還要注意均衡營養的攝取，以強化牙齒組織，而其中就以蔬菜的效果最好，應鼓勵他多吃。

☆蔬菜有防止蛀牙的功效。藉牙齒的咀嚼刺激唾液分泌，中和細菌分泌的酸性，使口腔保持中性或弱鹼性，並達到牙齒自淨的功能。此外，蔬菜含的礦物質鈣和磷能促進牙齒鈣化，強化牙齒硬度，是鞏固牙齒組織，促進牙齒發育不可或缺的食物。

東西吃多了會把胃撐大？

前幾天我在報紙上看到一則消息，說某國的首席模特兒如何以飲食控制體重，保持身材；她一天的飲食，只有些許的水果和液態食物，吃這麼少的東西是爲了不讓胃擴張，胃不被食物撐大，自然就不想吃東西，因此不會發胖。我看了之後十分驚訝，難道只要多吃了東西，胃就會因此變大了嗎？

專家的話

您看到的這種說法是沒有根據的。模特兒飲食時攝取的熱量少，才是她保持身材苗條的關鍵，這與胃變大或變小沒有關係。

胃眞是非常神奇的袋子，一般人胃的平均容量爲一・五公升，它可以依食物進入胃的多寡，最大可擴展至原來三倍。這種奇妙的特性是在於它的構造，胃袋的內側與外側之間有三層肌肉，它們能夠往縱、橫、斜方向自由自在地移動，胃就是因此能夠擴展二至三倍。這種延展的特性，並不會使胃原有容量增大。應該說，胃有「容量的習慣性」；也就是一個人習慣的食量大小，食量大的人，自然吃得多，習慣吃少的人，食量就小；所以，這跟胃是否擴大無關，而是跟您習慣吃多或吃少有關。

由上述可知，即使吃得太多，也不會被撐大。而肥胖眞正的原因，是食物熱量攝取過多，因此，注意熱量攝取，才是減肥之道。

☆胃並不會因吃得多就變大；胃的特性，就在其奇妙的延展性，它能依食物量自由地移動。真正影響肥胖的問題是有關「容量的習慣性」，如果您的食量本來就大的話，當然也較易發胖。

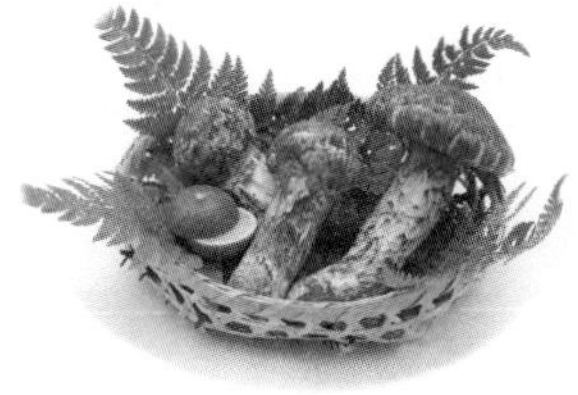

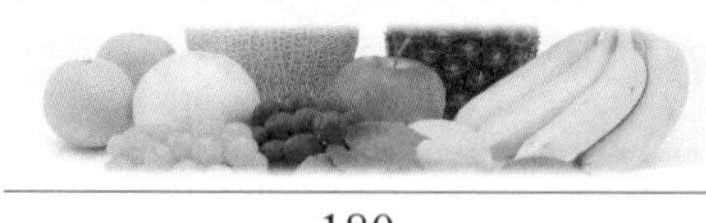

吃完就睡會變胖？

我有睡午覺的習慣，所以每次吃完中餐，就會上床睡一會兒。室友經常跟我說這種習慣不好，吃完就睡會越來越胖；本來，我覺得這只是誇張的言辭，所以未加理會，但最近的確有發胖的傾向，這難道眞是與我吃完就上床睡覺的習慣有關？

專家的話

一個人會發胖，是飲食時熱量攝取過多，變成脂肪貯存在體內，與吃飽就睡覺沒有絕對關係。相反的，進食後躺下來，更有助於腸胃消化。因爲這樣能讓胃將內容物推入腸中，使消化變得較輕鬆；但是要注意，躺下時應朝右側。由於這個理由，所以我們常會聽到醫生建議胃下垂的患者，飯後最好躺下。

「吃完就睡會發胖」這個誤謬，其實原來的意思是指人在攝取了卡路里之後，沒有充分的運動，以致體內熱量沒有消耗，造成堆積脂肪的發福現象，因此，它的原意是希望人能適時、適當的運動，消耗過多的熱量以免發胖。這句話漸漸地流傳，產生似是而非的誤解，導致許多人照字面望文生義。其實，一個人只要運動量夠，不攝取過多的卡路里，是不會發胖的。您必須仔細檢討發胖的原因，是否最近吃多了？或是運動量不夠？它跟您睡午覺是沒有關係的！

☆吃完東西以後立即躺下來睡覺，對消化而言較為輕鬆，但不會因此發胖。發胖的真正原因是熱量攝取過多，與睡覺是沒有關係的。但若是整天睡覺而不運動，熱量沒法消耗，那麼恐怕就真會發胖了。

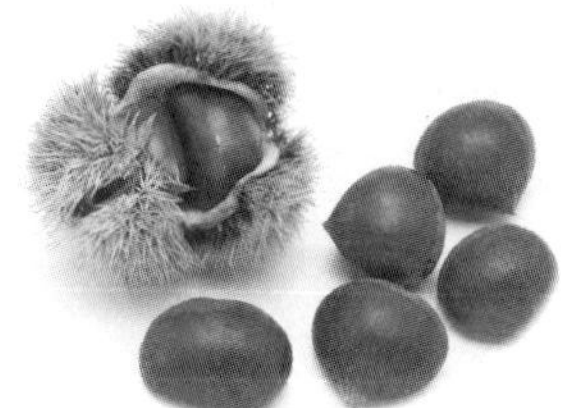
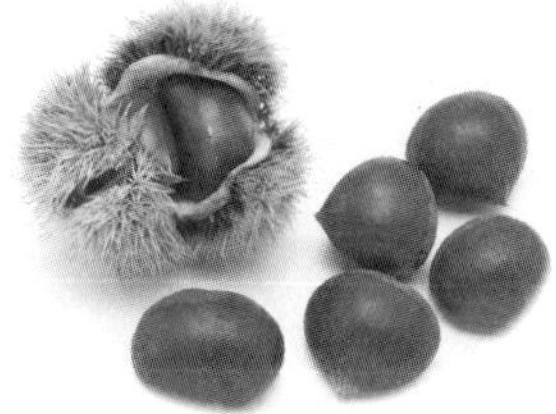

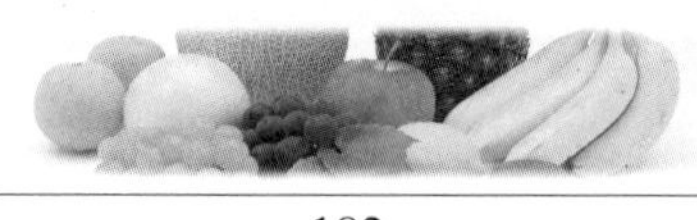

飯前可先食用甜食？

兒子很愛吃甜食，常要求我替他買這買那，我想小孩子偶爾吃些甜食應該沒什麼關係，所以都會買給他吃；不料公公婆婆卻爲此說了我一頓，說我讓孩子在飯前吃了太多甜食，因此影響正餐的攝食，其實兒子他雖在餐前吃，但量都不多，這樣也會影響到正餐的飲食嗎？

專家的話

您公公婆婆的想法是對的。讓小孩在餐前吃甜食，確實會影響到正餐的攝食，因爲先吃甜點，會影響食欲，使得他們沒有興趣攝取正餐。這是因爲甜點在空腹中會直接接觸胃壁，引起糖反射，胃部會因此停止蠕動，進入休息的狀態；在此情形下，桌上再有多麼好吃的菜餚，孩子也是興趣缺缺了。

我們吃西餐時，甜點一定是在最後供應，其原因就在這裏。若先吃正餐再享用甜點就不會造成「糖反射」現象，而且還能將它直接轉變成熱能。也就是說，最後吃甜點，才是最好最正確的方法。

甜食食用得當，還有消除疲勞的功效。這是因爲糖分很容易在體內被吸收，馬上轉變爲熱量供應人的需要。但是切記不可攝取過多，尤其是在吃飯之前，否則，影響了正常的攝食，反對身體不利。

因此，您還是可以讓您的小孩吃甜食，不過，改在飯後食用比較適當。

☆甜食不宜在飯前食用，因會影響食欲。空腹就吃甜點，甜點會與胃壁直接接觸，引起「糖反射」，而使胃停止蠕動，進入休息狀態。但飯後吃甜點就不會如此，且還能將其直接變成熱能，供應人體所需，達到消除疲勞的功效。

如何炒菜才能不使營養流失？

炒菜眞是一門藝術，同樣的菜和烹調方式，有些人就能做得色、香、味俱全，有的人卻不行。每次上館子，我都特別注意到，大廚師炒出來的菜色澤鮮妍，又美味可口。而自己在家裏做，總是差一點。這其中是不是有什麼特別的竅門呢？要如何炒，營養才不會流失？

專家的話

炒菜的確是有祕訣，要使菜炒出來色澤鮮妍，又美味可口，最重要是要把握三個原則——熱鍋、快炒、蓋鍋蓋。若能夠掌握住這三個祕訣，您不僅也能做出色、香、味俱全的菜餚，更重要的是能防止在加熱過程中，維生素的大量流失。以菠菜爲例：加熱約五分鐘內，尚有百分之七十的維生素C留在湯或葉中；但加熱十分鐘後，維生素C的含量就只剩百分之五十了。

所以炒菜時，加熱時間不宜過長，翻炒次數也不可太多，最好的方式就是前述的三個原則：熱鍋、快炒，以保持蔬菜中的維生素，不使色澤變黃；蓋鍋蓋則有保溫作用，幫助縮短炒菜時間；水分、營養素也不易蒸發、散失。

有些菜類在未熟前加鹽，可促進菜質提早變軟而快熟，如：菠菜、萵苣。而大白菜、白蘿蔔、花菜等淺色蔬菜及瓜類，則最好等到熟了以後再加鹽。

下次您煮菜時，不妨試試這些方法，相信是頗具成效的。另外，提醒您在盛綠色蔬菜時，最好用盤子而不要用碗，以免壓在下面的蔬菜變黃。

☆要使炒出來的菜色澤美麗、可口，又保有營養素，最好的方式就是：熱鍋、快炒、蓋鍋蓋。炒菜時間若太長，養分會流失，讓原有的色澤變黃，唯有縮短炒菜時間，才能避免這些缺點。

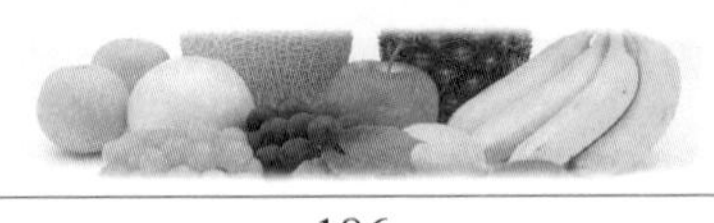

中醫切脈可以斷百病？

最近爸爸身體不好，時常出現全身酸痛、疲倦等症狀，我勸他去看看西醫，對症下藥，他卻不願意。他堅持看中醫即可，我覺得中醫切脈並無法確切地找到病根，只是以調養身體爲主；爸爸則認爲切脈可斷百病，無需再看西醫。請問中醫切脈眞的可以診斷病症嗎？

專家的話

中醫切脈可以斷百病的想法，是人們對中醫中藥防治疾病產生的誤解。這種對切脈神秘化的誤解，跟許多傳統的說法有關。像有些書或電視影集描寫古代宮中太醫爲皇室診病，只在脈上繫條線，隔帳就能斷病；這或多或少都造成人們認爲切脈可斷病的觀念。

老一輩的人往往也都有這樣的觀念，其實這是不科學的。切脈只是中醫四診：

「望、聞、問、切」方法之一。若要確切地知道所患的病症，必須四診兼用。在現代，爲求更精確，有些還需藉助西醫的驗血、儀器透視等科學方法。所以，患病單憑切脈是不夠的，更遑論牽線切脈這荒唐的方式。

也因爲這個誤解，許多至中醫就診的病人，不向醫生講述病情，只讓醫生診脈，認爲這樣可以察悉醫術是否高明。事實上，反而被一些江湖郎中乘機詐騙，白白損失金錢，還將其診斷信以爲眞。妳的父親要看中醫，並無不可，但切記要詳細地講述病情，這樣才能眞正地對症下藥。

☆中醫診病必須經望、聞、問、切四個步驟，病人也須詳盡地告知病情，這樣，才能下正確的判斷。許多人將中醫切脈視為如「鐵口直斷」般地可斷百病，這是錯誤的想法。

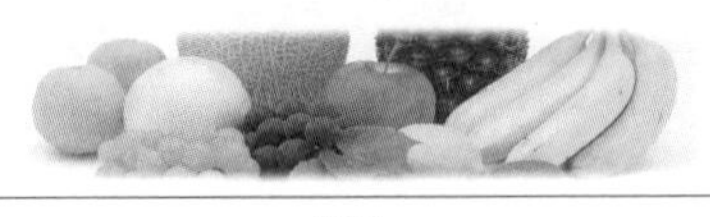

慢性病找中醫最有效？

在科技發達的現代，我發現了一個現象，就是西醫的技術雖不斷地進步，但看病的人卻似乎吹起了一陣「復古風」，轉而求向中醫；我聽到不少這樣的言論：「急性的病症，找西醫較好；若是慢性病症，向中醫就診爲佳。」這話乍聽之下，好像頗有道理，但它是否眞有根據呢？

專家的話

現在社會上，抱持像您所說這種觀念的人很多，自然而然，大家就信以爲眞了，很少人會眞正去了解這種說法是否正確。

基本上，中西醫的優劣並不能以此一概而論。他們各有各的優缺點，像一些急性傳染病、感冒、痲疹、肝炎等病毒性病症，西醫所開的處方，並非特效藥，而用藥只能減輕症狀，然後再靠病人本身的抗禦能力痊癒；但這種治標的方式，的確能在短時間內消除症狀所引起的不適。但中醫就不如此，它著重調整機體功能和扶正以祛邪的方法，以治本的方式促使疾病早癒；所以，在服中藥時，一時的效果並不如西藥明顯。

這不同的方式，其實是互見長短，這樣是否就表示中醫是治療慢性病最有效的方式？其實中間並無絕對的關係。慢性病的病人服用中藥，能避免長期服用西藥所帶來的副作用，是其優點。但若是病人突然出現不正常的症狀，像血壓或血糖突然升高，在這種緊急的情況下，還是以服西藥較有效。

☆中、西醫各有優點，並非急性病症找西醫、慢性病症找中醫這樣的二分法可以一概而論。但對需長期服藥的人來說，中藥的確較無副作用，是其優點。西藥則對短時間內減輕病狀與不適有特別功效。

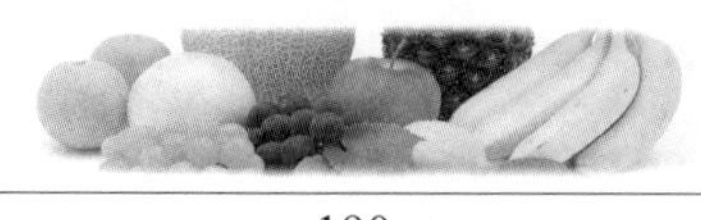

煎中藥時間越長越好？

媽媽上次去看中醫時，抓了藥順便就請中藥店代煎，但回來之後，她怨聲連連，說他們煎得時間過短，偷工減料。從此之後，每回煎藥，媽媽必親自下手，長時間的煎熬；她說這樣才能煎得透，效果也大。對此說法，我很懷疑，難道煎中藥是沒有時間限制，眞是煎越久越好？

專家的話

許多人都認爲，將煎藥與熬湯相提並論，時間越長越好，其實不然。煎藥的時間必須視藥物的性味和質地而定。一般而言，芳香的藥物如：薄荷、紫蘇、桂枝等，煎煮的時間就不宜過長，通常煮沸後，不宜超過十分鐘，否則，其香味會揮發掉，失去作用。

另有些滋補性的藥物，如：黨參、沙參、黃芪、熟地等，它們煎煮的時間就可以長些，一般以煎沸後四十至六十分鐘爲佳。還有像骨、角、貝、石之類的藥材，煎煮的時間可以更長。

您母親所煎的藥材，如有上述各類藥物的混合配方，則宜先煎骨、角、貝、石類；其次是滋補性藥材，最後，再下芳香藥物。這樣，最能收其效果。

☆煎中藥的時間並非越長越好，必須視藥物的性味和質地而定。一般而言，骨、角、貝、石類藥材，所需時間最長，其次是滋補性藥材；芳香性藥材則需時最短。若能配合其性質來控制煎藥的時間，收效最具。

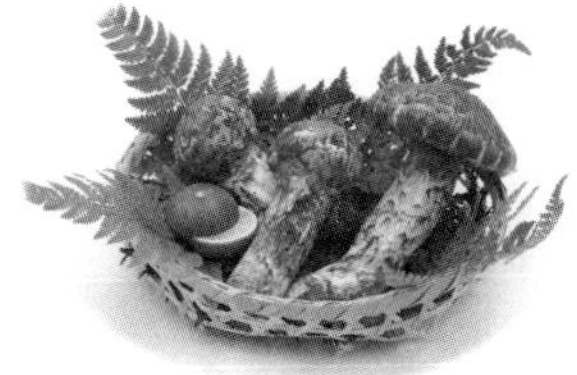

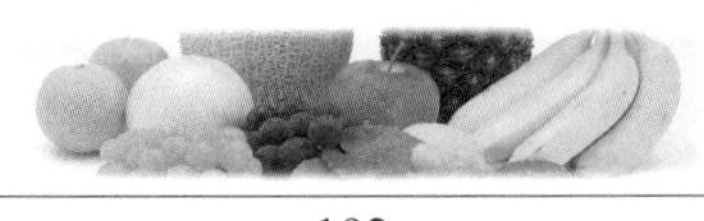

暑熱天氣服中藥，效力有限？

鄰居王太太家每到冬天，就會傳來陣陣的中藥味，可是一到夏天，就聞不到煎中藥的味道。這種情形持續了數年之久，我因好奇心驅使，跑去問她，她告訴我說夏天不宜服中藥，因爲藥效會降低，有些甚至會失去作用，所以，都在冬天時才煎中藥服用。我第一次聽到這種說法，請問是眞的嗎？

專家的話

很多服中藥的人都認爲暑熱天氣服中藥無效，有些長期服中藥者一到夏天，就停止服用，理由是夏天汗多，藥效會隨汗排出，不能發揮作用。

其實這想法是不合科學的。汗的功用主要是調節體溫，排出水分及身體內的廢物，它並不會影響中藥的效能，服用者根本無需擔心中藥會隨汗水排掉。

有些病症甚至是適宜在暑熱天服藥的，像夏日易患的暑熱病即是。另有些冬天易犯的病如：慢性支氣管炎、哮喘等，也適宜在夏天服藥治療。這就是中醫所說的「冬病夏治」，趁著暑熱天氣服藥，療效更好。

您可以告訴您的鄰居這個道理，以免老是延用錯誤的方式服藥。夏天服中藥，不但不會減低藥效，依其病症不同，效果可能更好喔！

☆夏天不宜吃中藥的觀念是錯的。夏日的排汗量雖大，但不會因此使中藥藥效減低，甚至有些病症，在夏日服用中藥，更具療效。如：暑熱症、冬天易犯的慢性支氣管炎、哮喘等。

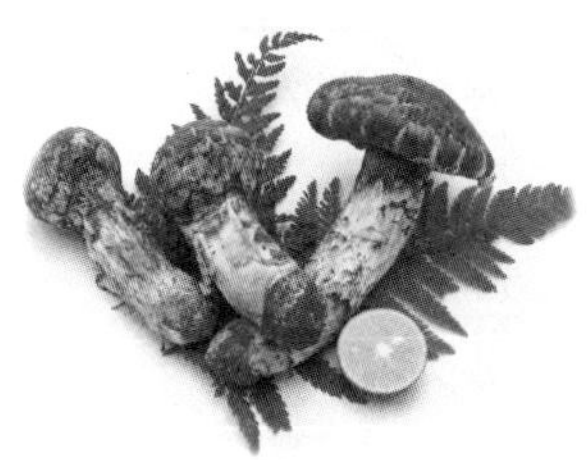

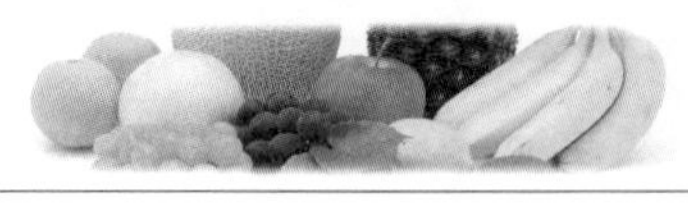

中藥較沒有副作用？

多年來外公外婆要是生病，媽媽一定會帶他們去看中醫，即使是小小的感冒，也吃中藥。我問媽媽為何不讓外公外婆吃西藥，藥效好又快；媽媽說西藥效果雖快，但會有很多副作用，對老人家不好。所以，外公外婆多半服用中藥，這樣難道就不會有副作用嗎？

專家的話

中藥的副作用較西藥少，但並不表示沒有。許多人都誤以為只要吃中藥，就可免除副作用的疑慮，這是不正確的。

大家都知道，西藥有副作用及毒性反應，亂吃西藥，有害無益；至於中藥有無副作用，則不甚明瞭。中國有句俗話說得對：「是藥三分毒」，只要是藥物，或多或少都會有副作用。中藥也一樣，而中藥的副作用多半是因服用不當引起相剋相反的效果，雖然沒有西藥劇烈，但也不容忽視。

所以，我們常常會聽到有人說起服中藥的禁忌，就是怕服用不當而引起副作用。雖然中藥的藥性溫和，也不可因此亂用，應在醫生的指示下服用爲佳！

總而言之，您母親讓您外公外婆服中藥，雖然較西藥無副作用，但仍需注意服藥的禁忌。

☆中藥的副作用雖較西藥少，但並非完全沒有。主要是因服用不當，引起了相剋相反的效果。所以在服中藥時，仍需注意服用禁忌。

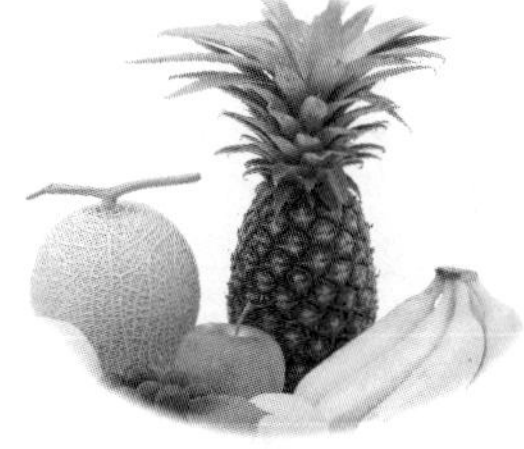

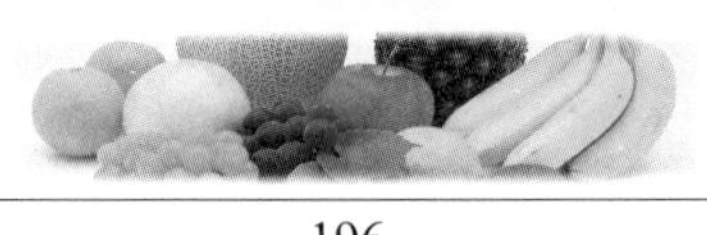

如何去中藥苦味又不損療效？

服中藥眞的是件「苦」差事，每天服中藥的時候，也是我最痛苦的時刻，因爲藥味苦，難以入口，每次爲了使苦味減輕，就趁它還很燙的時候，揑著鼻子，一鼓作氣的灌下去，卻時常因爲這樣而燙了嘴，眞是「苦不堪言」。我想請問，要去除中藥的苦味，是否可以在藥中加糖來調和？

專家的話

中藥的苦，難以入口，故常被人視爲畏途；要去苦味有其方法，但建議您最好勿在中藥中加糖。加糖雖能調和苦味，但對某些病症來說，會降低效果，因此，它並不被視爲常規。

要減輕湯藥的苦味又不損其療效，經過專家們的研究，發現調整湯藥的溫度，即可達到這個目的。根據實驗，人口腔內的溫度，一般爲攝氏三十七度左右，當湯藥的溫度與口腔內舌周圍的溫度一致時，味覺神經最敏感，最能感到藥味的苦。所以最好的方式就是將溫度調高或調低，當湯藥高於或是低於攝氏三十七度時，味覺神經就不敏感，苦味相對地減弱。不過溫度若太高，湯藥會燙嘴，因此服藥時選擇低溫爲宜，根據測定，最適宜的溫度是在攝氏三十一點五度至攝氏三十六度之間。

下次服藥時，您不妨試試這個方式，保證利於病的良藥不再苦口。

☆俗語說：「良藥苦口」。中醫處方的湯藥，往往都帶苦味，令服用者望之卻步。想要降低苦味又不損療效的方法，就是降低湯藥的溫度，喝起來不但不會燙嘴，也不會那麼苦。

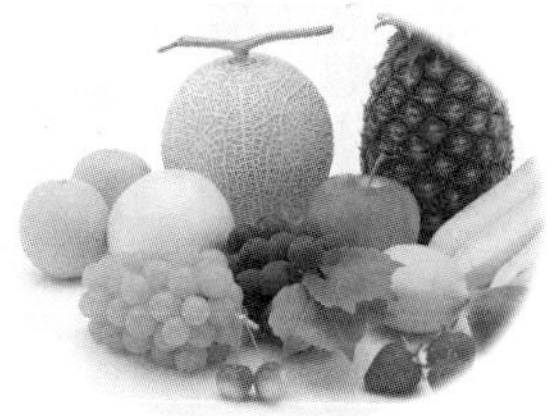

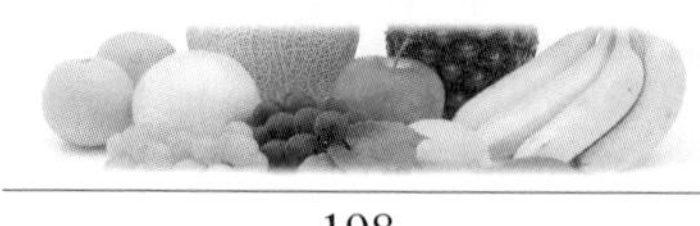

山楂妙用知多少？

我姊姊最反對小孩子吃零食，但是最近我卻常看到小外甥手上拿著山楂糖在吃，於是我問她爲何開始讓小孩吃起零嘴？她說山楂其實是一種有益於身體健康的食物，所以她不反對孩子吃山楂糖，並且建議我也該多吃。這種健康食品到底有哪些療效呢？如果不喜歡吃糖，有其他的食用方式嗎？

專家的話

山楂的確是很好的食物，老少咸宜。它又稱山裏紅或紅果，營養成分非常豐富：含有糖類、維生素、胡蘿蔔素、脂肪、澱粉、蛋白質、蘋果酸、鐵和鈣等，其中以維生素C含量最豐。

山楂的療效甚廣，性味甘酸微溫，特別有助於化滯消積，活血化瘀，開胃消食，及收斂止痢。《本草備要》中也有記載：「山楂健脾行氣，散瘀化痰，消食磨積……」它的效果還不只這些，能治療心血管的疾病，舒張血管，改善心臟機能，增加冠狀動脈的血流量，具有降血脂、血壓、強心、抗心律不整及興奮中樞神經系統的作用。

它常常被加工製成果醬、果糖、果汁和蜜餞。但若是您不喜甜食，以下有幾種食用法介紹給您：

一、用生山楂、炒麥芽各五錢，水煎服用，可治消化不良。

二、山楂二兩、茶葉三錢及生薑三片，水煎服用，此法對治急性腸炎、腹瀉頗具療效。

三、野山楂加水煎服，可治冠心病、心絞痛。

四、山楂、杭菊各三錢，決明子五錢，稍煎可代茶飲。

五、鮮山楂十枚搗碎，加些許冰糖，水煎亦可代茶飲。此法對治高血壓有效。

即使沒有以上的病症，平日食用山楂，仍是對身體相當有好處的。

食用花旗參沒禁忌？

今年過年，親家母送給我許多花旗參，因爲不知該如何食用，至今仍未開封。參的種類有很多，而我只知道人參的療效與吃法。我聽人家說每種參類的屬性都不盡相同，那麼可以相同的方式食用嗎？會不會產生不好的影響？食用花旗參是否也有禁忌呢？

專家的話

花旗參與人參雖同爲五加科人參，屬植物，外形上也頗爲相似，功能同屬補藥，但中醫在應用上，對它們卻有嚴格的區分。因爲它們的屬性不同，不容混淆，因此您在食用時，必須注意，千萬不可與人參同等視之，這樣不但療效不彰，還易造成不好的影響。

人參是溫性的補品，適合體質虛寒者食用；而花旗參則相反，它是涼性補品，適宜燥熱型體質，體質虛寒者反不適用。《本草綱目拾遺》中有記載：「其性味甘、微苦、涼，味厚氣薄，補肺降火，生津液，除煩倦，虛而有火者相宜。」因此，它可算是高級的「清涼」補品。

它與人參還有不同點：人參具提神、興奮的作用，而花旗參則具鎮定作用。如咽喉痛是火盛之症，如食用人參，則痛更劇，甚至失音，若改以花旗參泡茶服用，則療效甚佳。

有些人失眠，若是屬於火太多者，食用花旗參有效；但若是屬於火過少型失眠者，則用人參才可幫助睡眠。總而言之，您服用參類時，應如應用中藥一般，宜先辨其寒熱，再進補食之。

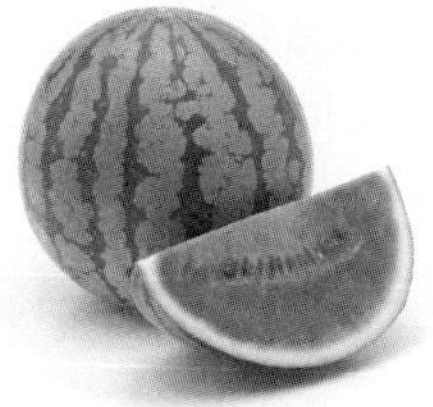

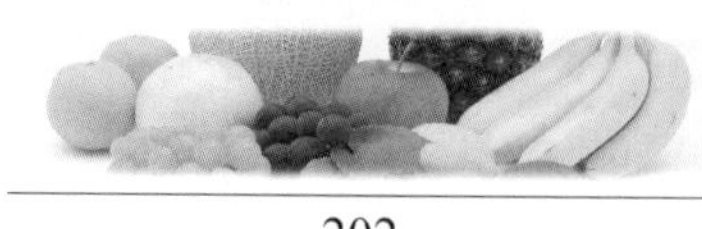

可有用於夏日解疲勞的藥膳？

阿寬是個業務員，因工作需要常要在外跑來跑去，每到夏天，他就直呼吃不消。我總是見到他滿臉疲累的樣子，很想提供他一些夏日消除疲勞的藥膳，請問有哪些食療方式可以幫助他迅速恢復體力，解除精神不濟的狀況呢？

專家的話

夏日天氣酷熱，的確會使人容易疲倦，所以像東南亞一帶國家的居民，總給人懶散的印象。像阿寬這樣在酷熱的天氣下工作，更需要知道如何用食療的方式來消暑，否則，是很容易中暑的喔！以下，提供他兩方藥膳食譜：

第一方需要準備：**北芪一兩**、**花旗參四錢**、**烏骨雞一隻**；將這些材料調味烹煮後食肉飲湯。北芪是補氣之藥，並能強壯筋骨；花旗參則是清涼補品，有抗疲勞的作用；烏骨雞含蛋白質豐富，此三者合做藥膳，效果甚佳。

第二方所需材料爲：**吉林參四錢**、**仙鶴草二兩**、**豬瘦肉適量**、**糖少許**，將其煲湯飲之，能達到消除疲勞的療效。吉林參對抗疲勞效果顯著，仙鶴草則能使已疲勞的骨骼肌恢復興奮，民間稱此藥爲「脫力草」。

總之，夏日補品的選用原則主要以清涼性的爲主，以免吃了之後火氣過大，像吉林參、花旗參皆屬於涼性，是夏日恢復體力、消除疲勞的最佳選擇。

☆炎炎夏日，易使人疲倦，要解決精神不濟，消除疲勞，最宜選用清涼性的補品，如花旗參、吉林參；它們具有抗疲勞的作用，並能提振精神，且不會有食用後引起火氣大的問題。

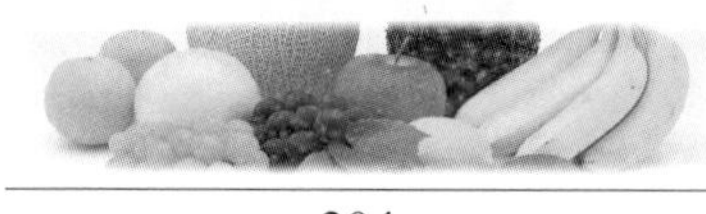

膽固醇過高，如何選擇食膳？

在現代社會，膽固醇過高似乎是普遍的文明病，最近同事之間熱烈地討論著「如何預防膽固醇過高」，大家七嘴八舌，衆說紛云，總說不可以吃這，不可以吃那，但卻不知若是已經患了膽固醇過高者，該吃些什麼？我想請問，是否有針對降低或預防膽固醇所設計的食膳？

專家的話

膽固醇過高的產生，是由於過度攝取動物性脂肪，及食用過多含高膽固醇的食物，如肉類中的豬肝、雞雜，魚貝類中的鮭魚子、蜆、蝦、鰻魚、沙丁魚乾等，以及蛋和油脂食品中的奶油和乳酪。要預防膽固醇過高，對這些食品的攝取必須有所節制，但這是屬於被動的預防，我們還可以利用食膳，來主動降低膽固醇，以下就提供一則療方：

所需的材料有：**雞內金二兩（乾品），田七人參一兩五錢**；將雞內金、田七人參打成細末，分成二十包，早晚各沖水服一小包，當茶飲用。輕著服用十天即見效，症狀重者服二十天見效。以後膽固醇若是再升高，可以再服。但必須注意，此膳方孕婦忌服。

在服用膳方的同時，也不可忽略平時的飲食，該要節制的食物，仍不可多吃，這樣一來，才能眞正地收到療效。

☆膽固醇過高患者，切忌攝取過多的動物性脂肪食物及富含膽固醇的食物，注意平日的飲食，再配合食膳，療效更具。

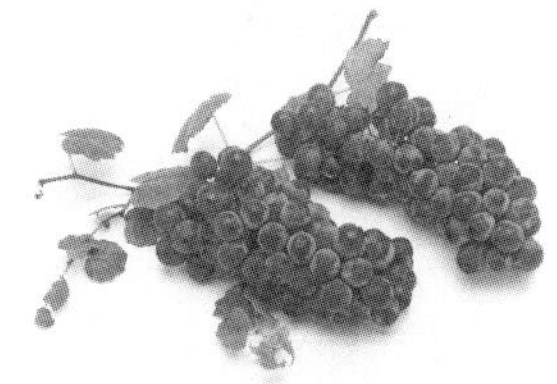

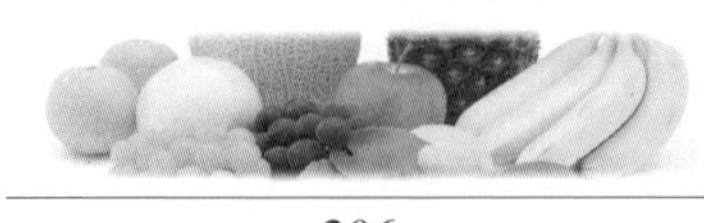

如何以食膳治療動脈硬化性高血壓？

我的父親患有動脈硬化性高血壓，醫生囑咐他必須格外小心的控制，若是控制不得當，會引起心肌梗塞及腦溢血；父親雖都有按時的服藥，但隨著冬天的來臨，我們仍擔心他血壓會升高。請問除了吃藥以外，是否能以食膳的方式來治療這種症狀呢？

專家的話

首先，建議您父親要減少卡路里的攝取，避免肥胖。同時，要減少動物性脂肪和鹽分的攝取，以排除使血管繼續硬化的因素。一般疾病的治療，是以把疾病治好為目標，但像動脈硬化，很難再恢復到原來的狀況，所以治療的目標，主要是要放在消除繼續硬化的因素。這樣，才能防止血壓再升高。有一則對動脈硬化性高血壓很具療效的食膳，提供您父親參考：

準備**鮮芹菜（連根）八兩**、**紅棗十枚（去核）**；先將芹菜洗淨，用刀切碎或用砂盤搗爛，取渣及汁，連紅棗全部放入鍋內加水共煮，待沸騰後，可飲湯及服用紅棗、芹菜。

這個療方，只需服四、五次即可見效。服用時，要記得常常量血壓，以免不慎血壓降得太低。此外，高血壓患者還應注意自己的情緒，切忌發脾氣，否則有再多的方法，也是無用的。

☆高血壓的人，首忌發脾氣，必須保持心情愉快；飲食上要減少動物性脂肪及鹽分的攝取，患動脈硬化性高血壓者則可配合文中提供的食膳服用之，只需服四、五次即能見效。

頭眩有何食療方法醫治？

表姐一直有頭眩的毛病，這個症狀在她生產之後變得更劇，發作時天旋地轉，她試著看過許多醫生，長久以來都無法根治。似乎會不會發作，都只能憑運氣。既然就醫無法有任何療效，我想請問，是否可以以食療的方式來醫治呢？

專家的話

我可以提供您表姐一副療方，讓她試試看，這個食療方對於醫治長期不癒的頭眩症狀，或是因風寒、濕虛而引起的頭眩具有相當療效。

需準備的材料有：**水鴨一隻**，藥材有：**白朮一兩**、**澤瀉一兩**。首先將水鴨剤淨去腸雜，取其肉與白朮、澤瀉同煲，食用湯汁及水鴨肉。

這副食療方，除了能適用您表姐的症狀外，平常讀書用腦過多、勞心工作的人有頭眩的情況，或是產後婦女遭風寒而感頭眩。老人因貧血頭眩，都非常適宜。但千萬注意，因高血壓而頭眩者忌服。

☆有許多人患有長期頭眩的症狀，且久醫不癒，可以試試上述的療方，但患高血壓頭眩者，請勿食用。

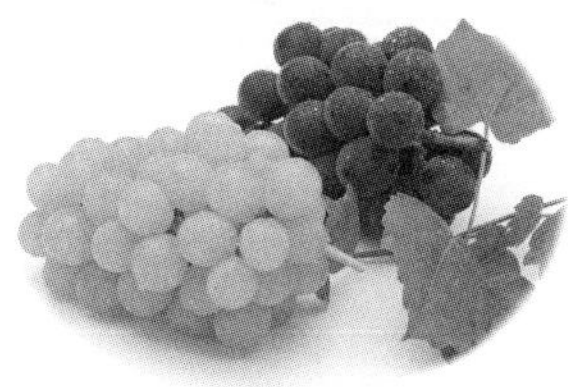

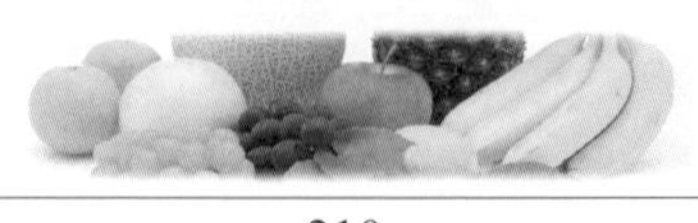

時常感冒者，有何食膳可預防？

流行性感冒的季節又來臨，身邊的人一個個都出現症狀，我眞害怕我也不能倖免，報上及電視新聞一直在呼籲大家要小心，可是除了遠離患者之外，還能有什麼對策呢？是否能以食療的方式來預防呢？

專家的話

要預防流行性感冒，的確有食療妙方，以下爲您做說明：

準備**鮮橄欖十個**、**生蘿蔔四兩**，**藥材山梅根一兩**，蘿蔔不分紅蘿蔔或白蘿蔔都可以，將橄欖、蘿蔔切碎或搗碎，同山梅根一齊加水煎湯代茶飲用，一日一次，適合全家人；對於預防和治療流行性感冒很有效，唯皮膚過敏者忌之。

另有一療方是將平時煮飯、煲茶用的水，加入草藥「**貫仲**」浸泡後飲用，也同樣有預防流行性感冒的功效。「貫仲」有些人稱做「赤蕨頭」。

當然，在流行感冒的季節，您除了可用上述的食療法之外，平時最好少出入人多的公眾場所，如：市場、劇院、圖書館等地，減少被感染的機會。

☆流行性感冒也可以用食療的方式來預防及治療的。上述的第一種療方中，患皮膚過敏者不可食用。此外，在感冒流行期間，最好少出入公共場所，以免被傳染。

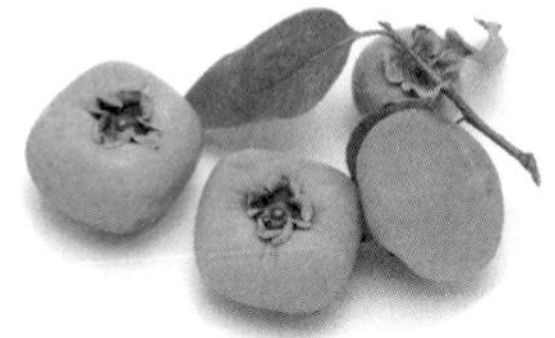

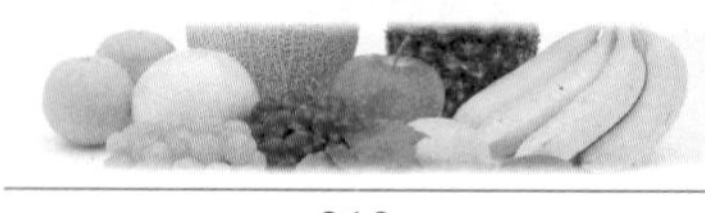

風濕性關節炎有何食療方？

我的室友患有慢性的風濕性關節炎，每次發作起來都非常的痛苦，而我卻不能幫上什麼忙。我聽說最近很流行食療法，所以我想請問是否有對這種慢性風濕性關節炎有效的療方？

專家的話

治療慢性的風濕性關節炎，有一個頗具療效的療方：

準備**墨魚乾（帶骨的，約五兩）**、**米酒適量**，藥材則需準備**半楓荷一兩**、**鬆筋藤一兩**、**海風藤一兩**；鬆筋藤以葉狀的爲佳。製作時，墨魚骨勿除去，將二樣食物及藥材加六碗或八碗的水，煎成一碗多一些，食肉飲湯，可分兩次飲完。如能飲酒者，酒水各半同煮效果更佳，若不飲酒，也可不加酒同煎。這個療方適合慢性患者，急性的患者勿用。

在此，要提醒您室友，除了食用以上療方外，關節炎患者在飲食上還有禁忌，他應忌食肥肉及一切脂肪、油膩的食物。因爲脂肪在體內的消化過程中，會產生一種「酮體」，這種物質對有關節炎的人不利，會引起強烈的刺激作用，使出現關節腫脹、僵直的情況，並使疼痛加劇。這的確是不得不注意的。

☆患關節炎的人應忌肥肉及一切脂肪、油膩的食物，否則，會使病情加重，不得不多加注意。注意飲食禁忌，再佐以食療法，病情必能減輕。

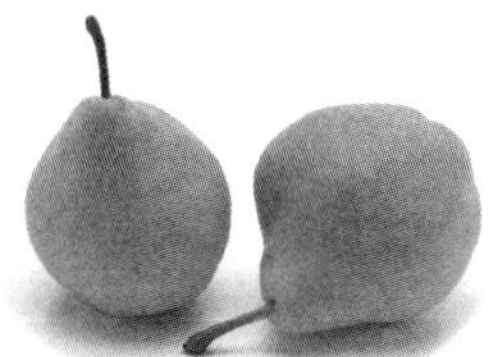

國家圖書館出版品預行編目資料

關於健康飲食的100種方法／胡建夫著.
－－初版－－ 台北市：知青頻道出版；
紅螞蟻圖書發行，2006〔民95〕
面　　公分，－－(健康IQ：7)
ISBN 978-957-0491-94-4 (平裝)

1.飲食-問題集 2.營養 3.食物治療
411.3022　　95017449

健康IQ 07
關於健康飲食的100種方法
作　　者／胡建夫
發 行 人／賴秀珍
榮譽總監／張錦基
總 編 輯／何南輝
文字編輯／林芊玲
美術編輯／林美琪
出　　版／知青頻道出版有限公司
發　　行／紅螞蟻圖書有限公司
地　　址／台北市內湖區舊宗路二段121巷28號4F
網　　站／ www.e-redant.com
郵撥帳號／1604621-1　紅螞蟻圖書有限公司
電　　話／(02)2795-3656（代表號）
傳　　眞／(02)2795-4100
登 記 證／局版北市業字第796號
港澳總經銷／和平圖書有限公司
地　　址／香港柴灣嘉業街12號百樂門大廈17F
電　　話／(852)2804-6687
法律顧問／許晏賓律師
印 刷 廠／鴻運彩色印刷有限公司
出版日期／2006年10月　第一版第一刷

定價 220 元　港幣 73 元

ISBN-13：978-957-0491-94-4　　Printed in Taiwan
ISBN-10：957-0491-94-9